腰痛《Yotsu》
借金《Shakkin》

痛みは消える！

東京大学医学部
附属病院　特任教授
松平　浩+
新潟医療福祉大学　准教授
東京大学医学部附属病院　特任研究員
勝平純司

辰巳出版

はじめに

腰痛借金とは？

現在、日本の腰痛持ちの方の総数（40歳以上）は、推計で2800万人とも言われています。平成25年度国民生活基礎調査によると、病気やケガなどで自覚症状のある方（有訴者）のうち、腰痛を訴えている方の数は、女性では2番目、男性ではもっとも多く、国民病であると言っても過言ではないほど、多くの日本人が「腰痛持ち」と言えます。そして、左の表で示しているように、腰痛持ちの方の人口は、歳を取るにしたがい徐々に多くなっていきます。つまり、歳を取れば取るほど、腰痛に悩まされる可能性も高まっていくのです。

では「腰痛」とは、そもそもどのようなものでしょう？

人は生活するうえで、自分の体重を支えています。その体重を支えているのは、骨関節

腰痛を訴える方の年齢層別の推移（人口1000人あたり）

平成25年度　国民生活基礎調査より

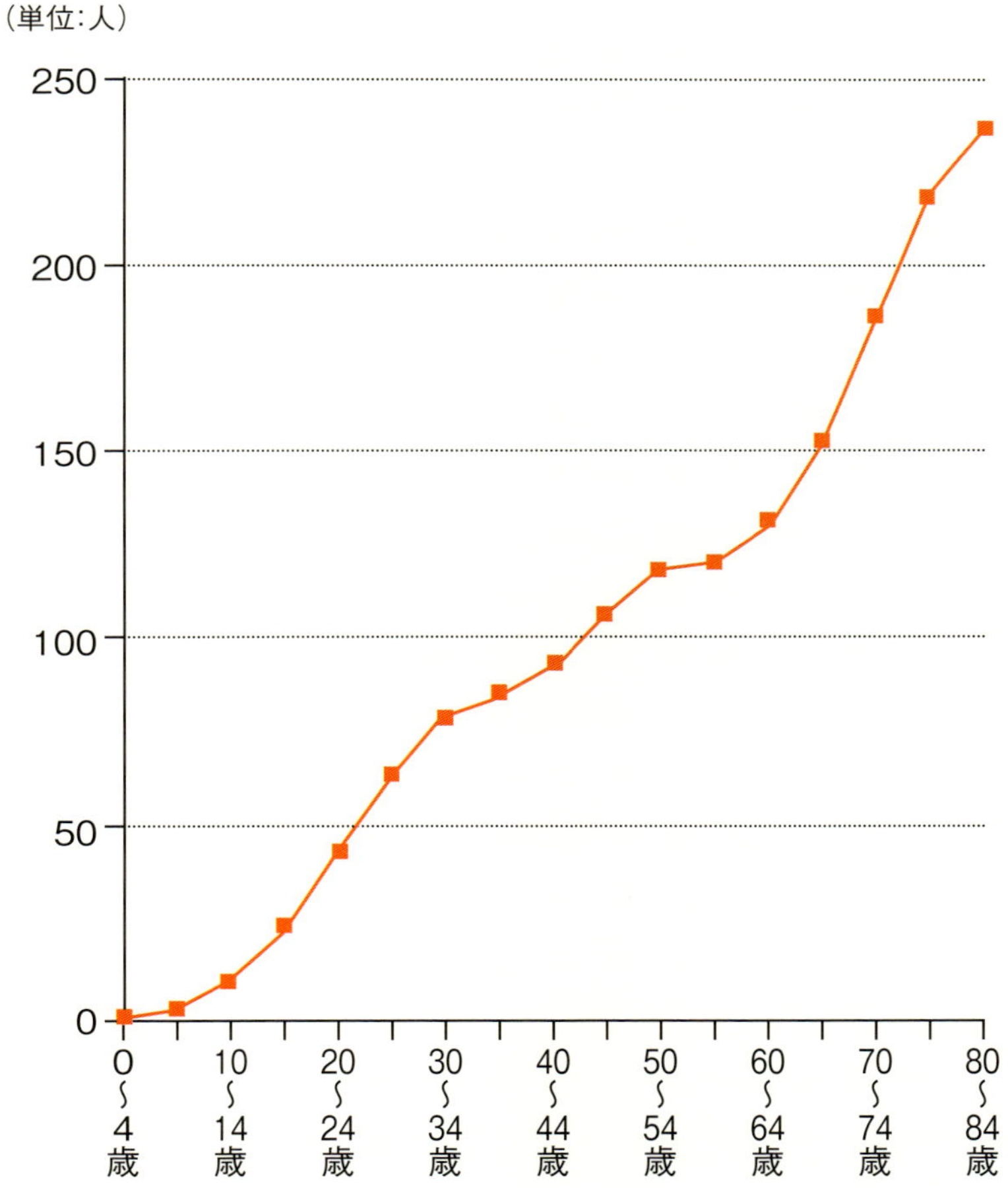

や筋（筋肉）です。関節や筋には、日々の生活の中で常に負担がかかり続けています。こうして負担がかかり続けた骨関節や筋は消耗してしまいます。そして、さまざまなきっかけによって、痛みが引き起こされるのです。こうした痛みや違和感のうち、腰に現れたものが「腰痛」と呼ばれる症状です。

この腰痛を引き起こす要因として、本書でキーワードとするのが「腰痛借金」という概念です。

腰痛借金とは、いわば腰痛を発生させる「蓄積された負担」のことです。借金が増えれば破綻してしまうのと同じように、腰痛借金が増えれば増えるほど、多ければ多いほど、より重い腰痛を抱えることとつながります。

腰痛借金がどの程度まで溜まると腰痛が発症するかは、個人差があります。しかし、生活していくうちに徐々に、そして確実に、腰痛借金は増えていくものです。誰しもが腰痛になる可能性はあるのです。

とくに、介護や看護、重い物を持ち上げる仕事に就いている人や、常によくない姿勢でいる人の場合は、腰の周囲にある背骨や筋への負担も大きく、腰痛借金がハイペースで増え、腰痛のリスクも大きくなってしまいます。

とはいえ、この腰痛のリスク、すなわち腰痛借金は、減らすことができないわけではありません。会社や個人でも、適切な返済計画で借金を減らしたり、破綻を防げるのと同様、正しい姿勢や適切な対策を取ることができれば、腰痛借金が溜まるペースを落としたり、腰痛借金を減らすこともできるのです。

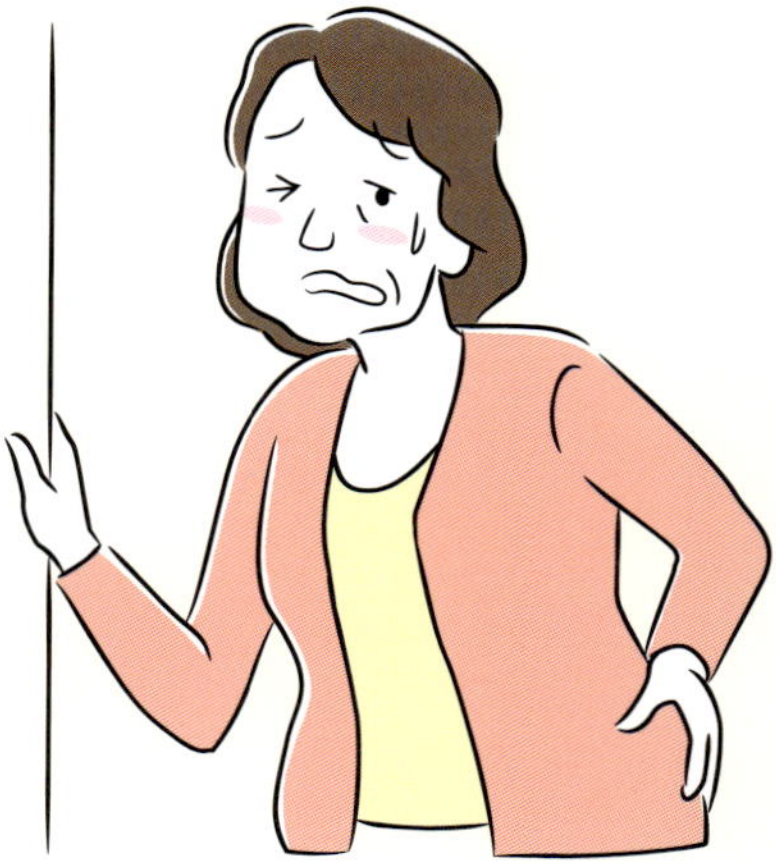

本書では、こうした腰痛借金をタイプ別にわかりやすく解説していきます。そして、みなさん自身のタイプを認識していただき、溜まってしまった腰痛借金を返済し、腰痛を軽減させる方法を具体的に提示していきます。

２０１６年11月　松平　浩
勝平　純司

腰痛借金 痛みは消える！

目次

第1章

腰痛借金って何？

背骨・筋・心の3タイプに分けられる腰痛借金

腰痛借金は、大きく3つのタイプに分けることができます。上半身を支える柱ともいえる「背骨」、背筋や腹筋などの「筋」、精神的なストレスといった「心」に溜まる借金の3つです。ここからは、これら3つの腰痛借金の概要を解説していきましょう。

背骨に溜まる腰痛借金

「背骨」は、頭や腕を含む上半身を支える柱のような役割をしている骨です。専門用語では「脊柱《せきちゅう》」と呼ばれ、複数の骨が組み合わさってできているものです。背骨を形づくっているのは、「椎骨《ついこつ》」と呼ばれる小さな骨と、クッションの役割を持つ「椎間板《ついかんばん》」です。背骨は、この椎骨と椎間板が交互に重なり合って形づくられ、その周囲にある「じん帯」によって固定されています。

腰痛は、これら椎骨、椎間板、じん帯への負担や傷によって発生します。ここではとくに、

背骨（脊柱）の構造

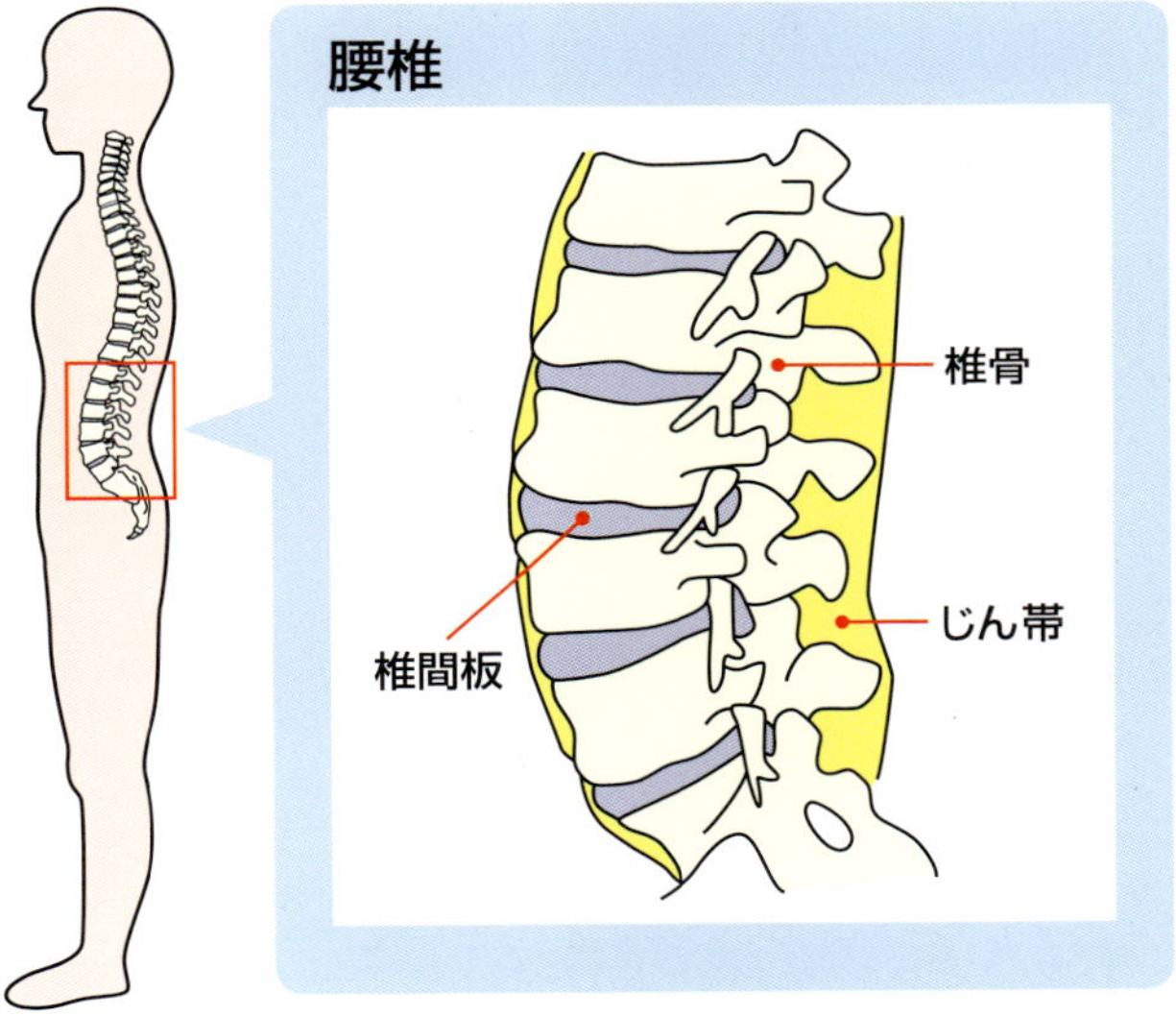

椎間板の構造

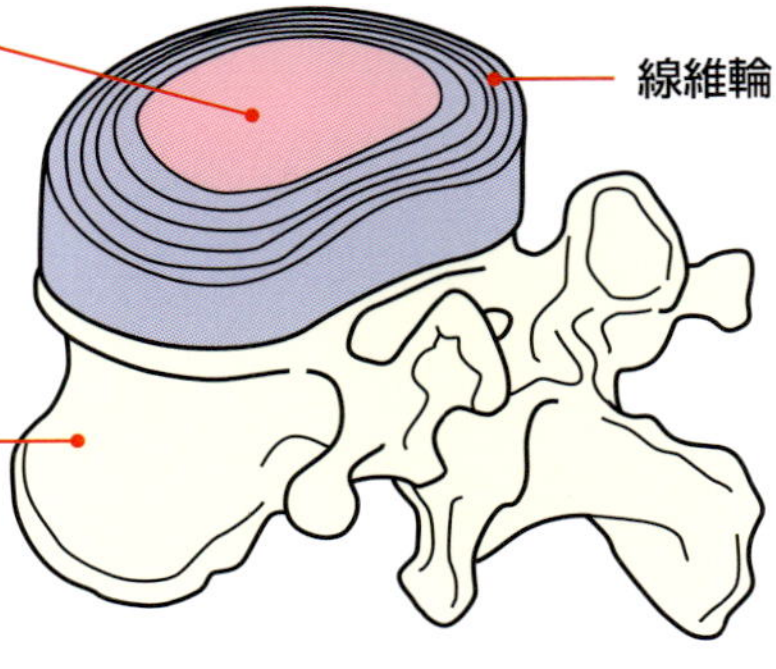

椎間板にかかる負担に着目し、腰痛借金を解説していきます。

それでは椎間板をくわしく見ていきましょう。椎間板は、中にある「髄核《ずいかく》」と呼ばれるゼリー状の物質と、その周囲にある硬い「線維輪《せんいりん》」で構成されています。背骨にかかる力に対しては、椎骨と椎間板によって支えられます。しかし、椎間板に大きな力がかかると髄核の位置が変化してしまいます。

よい姿勢の場合、背骨はS字のカーブを描き、椎骨と椎間板がバランスよく積み重なっている状態になります。しかし姿勢が悪い場合は、背骨のS字カーブが崩れ、椎間板に偏った負担がかかってしまいます。このとき、椎間板内の髄核は、その力を受けて押し出され、袋に入ったゼリーのように移動します。

重い荷物を持ち上げる場合など負担が大きなときには、椎間板にも大きな力がかかり、髄核が押し出される量も増えてしまいます。こうした髄核のずれこそが、背骨に溜まる腰痛借金の主な原因となるのです。

髄核のずれが原因で起きる腰痛としては、腰痛の2大事故とも言える「ギックリ腰」と

姿勢が悪い人の場合

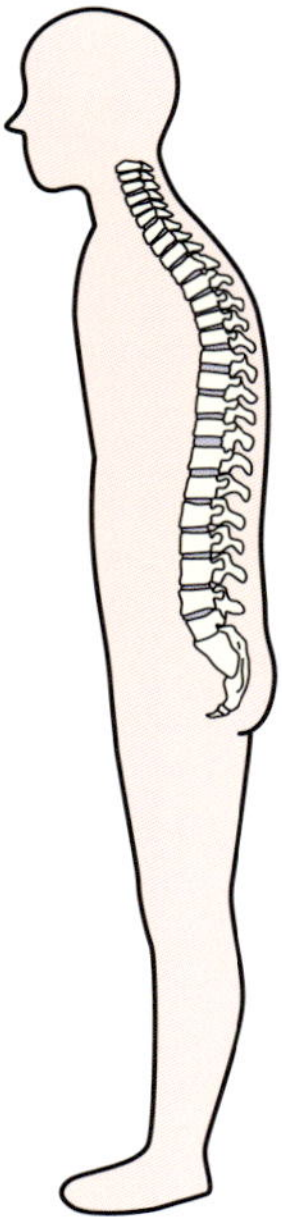

背骨のS字カーブが崩れ、椎間板に偏った負担がかかった状態。この負担により椎間板内の髄核も押し出されやすくなる

姿勢がよい人の場合

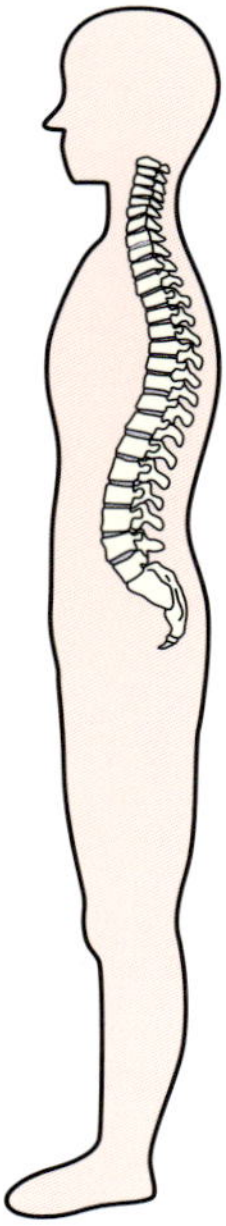

背骨はなめらかなS字のカーブを描き、椎骨と椎間板がバランスよく積み重なっている

正常な状態

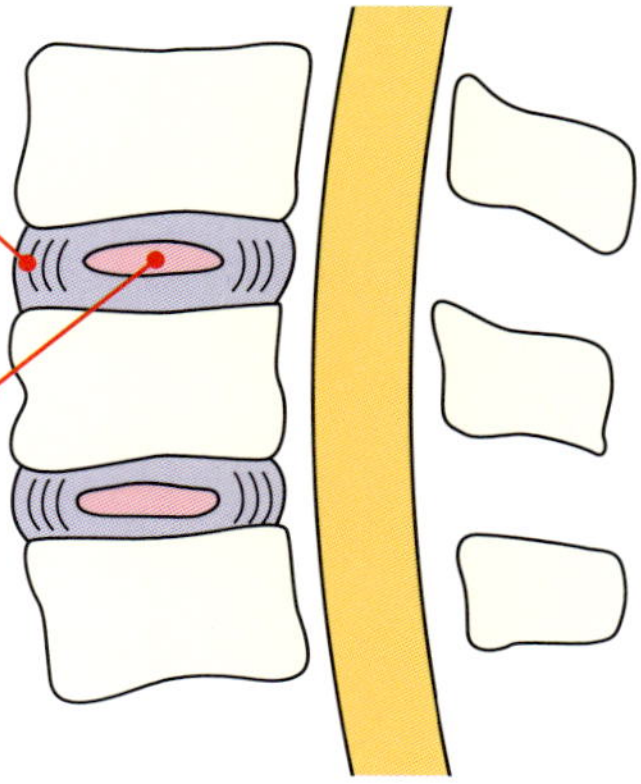

負担がないため髄核がバランスのよい形を保っている

「椎間板ヘルニア」があります。こうした髄核の移動の際、まわりにある線維輪を傷つけてしまうこともあり、この傷が一気に広がった状態が典型的な「ギックリ腰」です。

さらに、髄核がずれた状態を放置したまま、悪い姿勢を続けたり、重い物を持ち上げたりするなど負担をかけ続けると、線維輪から髄核が飛び出し、近くにある神経を刺激してしまいます。これがご存じ「椎間板ヘルニア」です。

このように、髄核が過度にずれた状態は、多くの腰痛借金を抱えこみ、財政破綻した状態と言えるでしょう。髄核のずれをマネジメントすることが、背骨に溜まる腰痛借金を返済する鍵となるのです。

椎間板ヘルニア

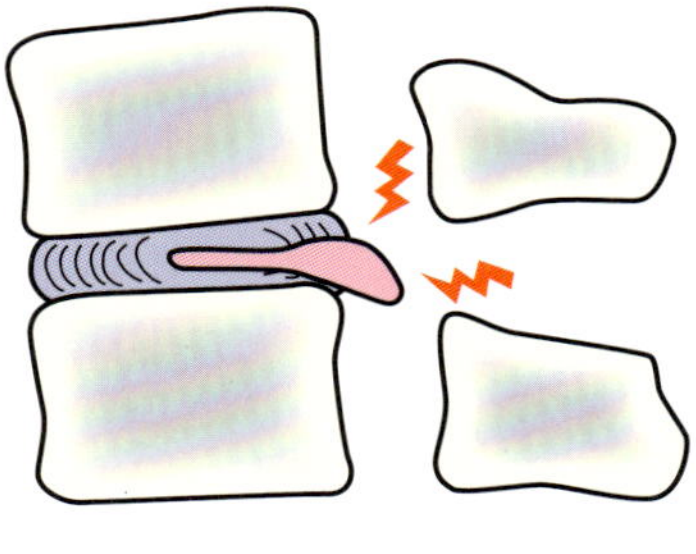

線維輪から髄核が飛び出し
椎間板ヘルニアに

ギックリ腰

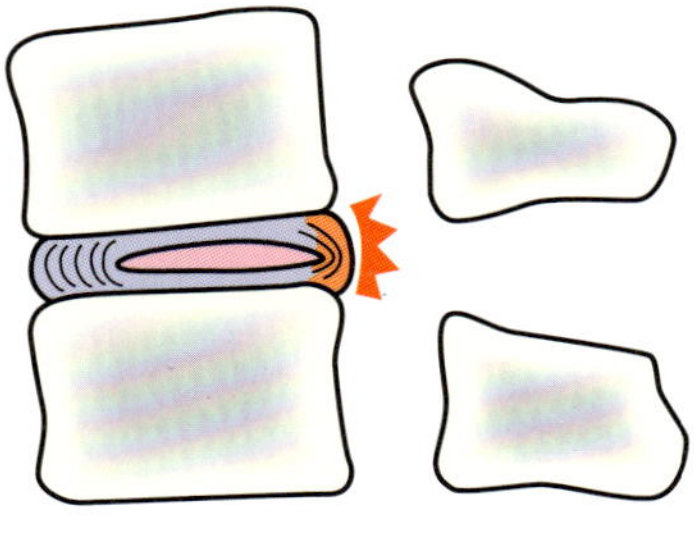

線維輪が傷ついて
ギックリ腰に

筋に溜まる腰痛借金

「筋（筋肉）」に溜まる腰痛借金でとくに重要になるのは、背骨を支える筋です。

背骨を支えているのは、身体の後ろ側にある「背筋」と前側にある「腹筋」で、このうち腰痛に関わるのは、多くの場合では背筋です。

「背筋」はよく耳にする筋のひとつですが、実際、自分の身体のどこに位置しているかご存じでしょうか？　両手を身体の後ろに回し、ズボンのベルトよりも少し上、背骨から左右に５cm程度離れた位置を親指で強く押してみてください。マッサージをされるときに押されると気持ちいいと感じるところです。ここが、背筋と呼ばれる筋にあたります。

そして、この位置を親指で強く押しながら上半身を徐々に前に倒していくと、押している筋が徐々に硬くなっていくのがわかると思います。こうして硬くなるのは、背筋が収縮している証拠です。

背骨を支えている筋

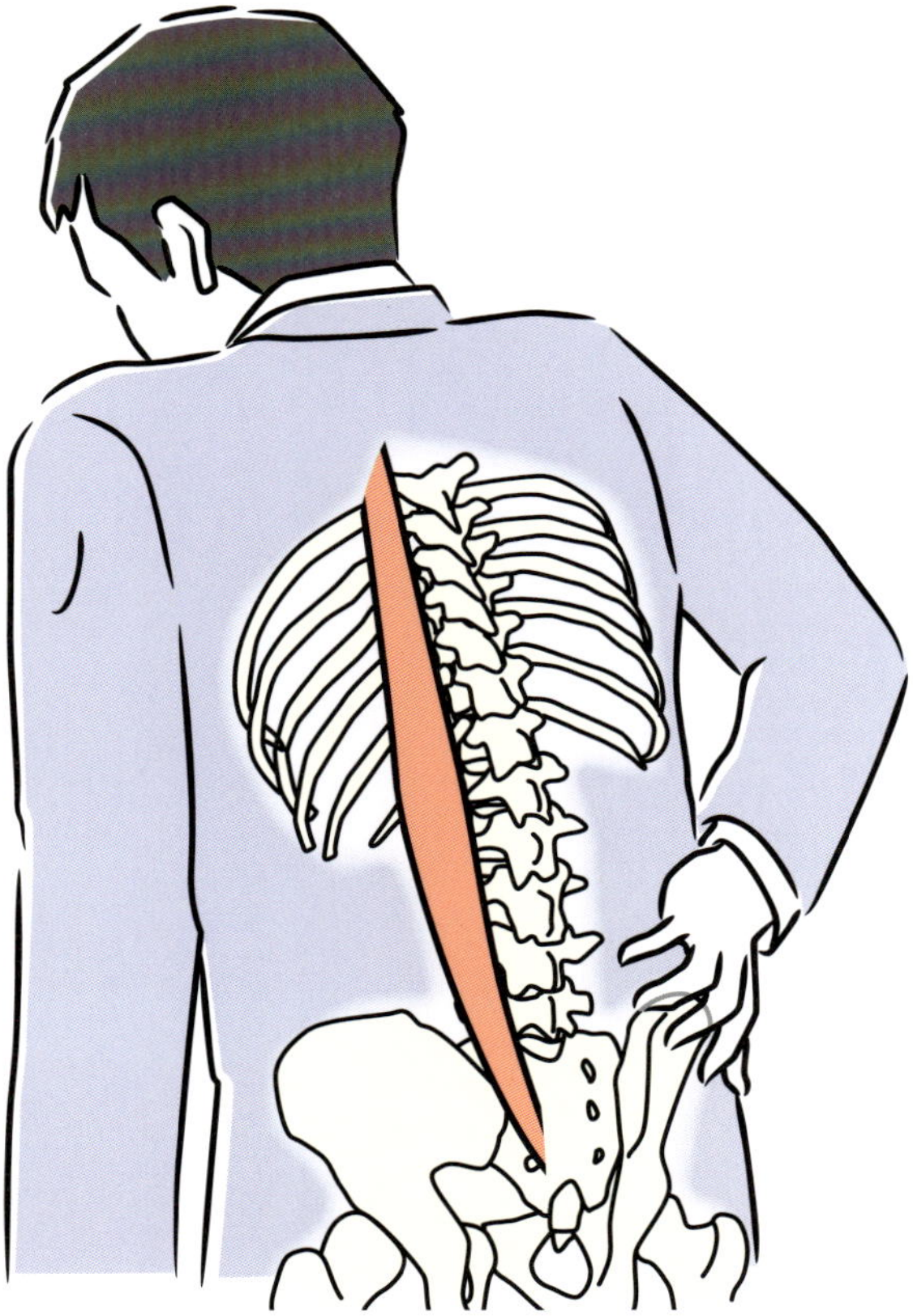

腰痛に関わる、背骨を支える筋は「脊柱起立筋（せきちゅうきりつきん）」と呼ばれ、イラスト内の赤く示している位置にある。細かくは、棘筋（きょくきん）、最長筋（さいちょうきん）、腸肋筋（ちょうろくきん）から構成される

血液の流れによって筋に酸素をいきわたらせる必要があるため、筋は収縮をくり返します。収縮が持続したままでは、筋が酸欠状態になってしまいます。この酸欠状態が続くと、筋に疲労物質が蓄積され、腰痛が出るようになります。また、いったん腰痛が出ると、周囲の筋は痛みが出た部分を守ろうと、さらに収縮し続けます。そして、その疲労でより痛みが悪化……と悪循環に陥ってしまうのです。

このような、持続的な背筋の収縮により、疲労が蓄積された状態こそが筋に腰痛借金が溜まっている状態です。この筋に溜まった腰痛借金に対しては、**背筋のムダな収縮を抑えリラックスさせることが、借金返済への近道**となります。

なお、筋の腰痛借金が溜まりやすいのは、悪い姿勢を続けること。たとえば、長時間のデスクワーク、掃除や片付け、農作業といった前屈みでの作業を休みなく続けてしまうことです。そうすると、筋の収縮が持続するため、疲労が蓄積しやすいのです。筋の収縮・疲労が、すべての腰痛の原因というわけではありませんが、腰痛を訴える方の多くは背筋が硬くなっています。

心に溜まる腰痛借金

腰痛は長い間、重労働や不良姿勢などによる肉体的な腰への負担が原因だとばかり考えられていました。これはつまり、「背骨に溜まる腰痛借金」と「筋に溜まる腰痛借金」によってのみ、腰痛になるという考え方です。しかし、実は「精神的なストレス」が原因で起きる腰痛もあるということが、多くの研究による裏付けにより明らかになってきました。

これまで、「腰への負担が腰痛の原因である」という考え方を基本として、さまざまな職業で、腰への負担を軽減する対策が講じられることはありました。例を挙げれば、重い物を持ち上げる「運搬業」、他人を車いすからベッドなどに移動させる介護や看護といった「保健衛生業」などの職業に対してです。しかし、これらの職業に対する腰への負担の軽減策のみでは、腰痛で苦しむ人をきっちり減らすことができませんでした。

精神的なストレスは、眠れなくなったり、頭痛や肩こりになったり、胃痛やお腹を下し

精神的なストレスが引き起こす身体症状

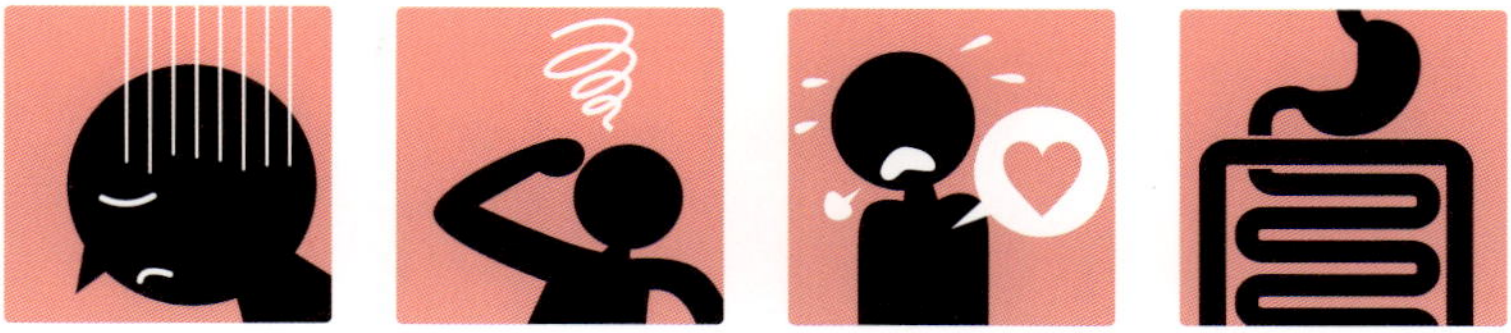

睡眠障害・疲労感　めまい・耳鳴り　息苦しさ・動悸　胃腸の不調

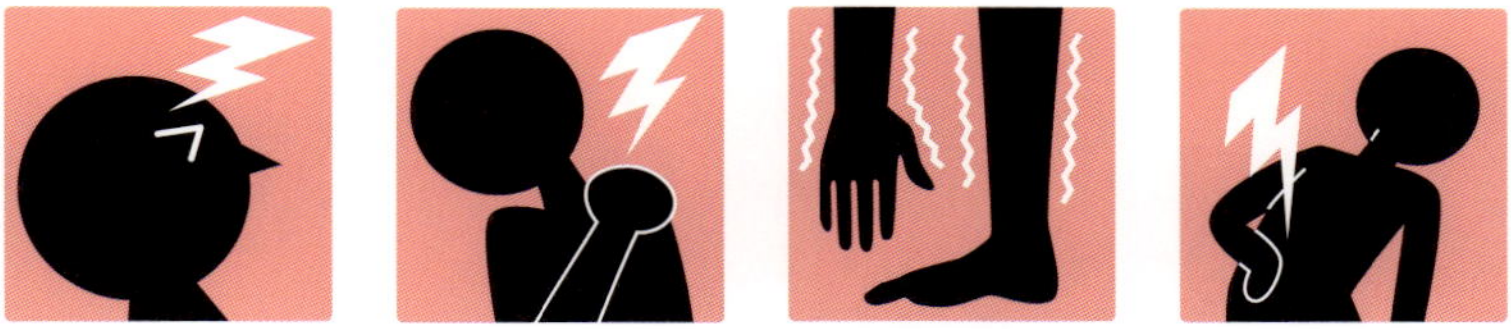

頭痛　肩こり　手足のしびれ・筋肉痛　腰痛・背中の張り

たり……といった症状の原因となることは、みなさんご存じかと思います。職場での人間関係の悪化や、上司との折り合いの悪さ、などといったストレスは、うつ病などの心の病の原因としても、よく語られるところです。

しかし、こうした精神的なストレスによる症状の中に、実は腰痛も含まれることが、最近の研究によって解明されています。腰痛で悩む方の中には、精神的なストレスを抱えているケースが多いということが明らかになったのです。

ストレスが蓄積され、それが限界を迎えたとき、身体症状として腰痛が現れる……。ストレスはまさに、腰痛を引き起こす「心に溜まる腰痛借金」と言えるものだったのです。こうした心に溜まる腰痛借金に対しては、緊張や不安といったストレスを減らし、リラックスしてストレスを発散させることが重要になります。簡単なようで難しいことですが、本書では「心に溜まる腰痛借金」タイプの借金返済方法についても触れていきます。

腰痛は、さまざまな要因が複雑に絡み合って発症するものと考えられますが、本書ではこれまでに解説してきた、背骨に溜まる腰痛借金、筋に溜まる腰痛借金、心に溜まる腰痛借金の3タイプに分けて考えていきます。それぞれのタイプでの腰痛の発症や悪化を防ぐ手立て、そして腰痛借金の返済計画を考えていきましょう。

第2章

腰痛借金セルフチェック

まずはあなたの腰痛のタイプをチェック!

腰痛借金セルフチェック

あなた自身の腰痛が背骨・筋・心の腰痛借金のうち、どれに該当するのかチェックしていきます。腰痛借金の種類により返済方法も変わるため、自分の腰痛がどのようなものか確認しておきましょう。

STEP 1

まず、あなたの腰痛借金が独力で返済できるものかどうかを判定します。以下の質問にチェックを入れてみましょう。

□ A. 横向きでじっと寝ていても腰が痛むことがある

□ B. 腰の痛みがお尻からひざ下まで広がる

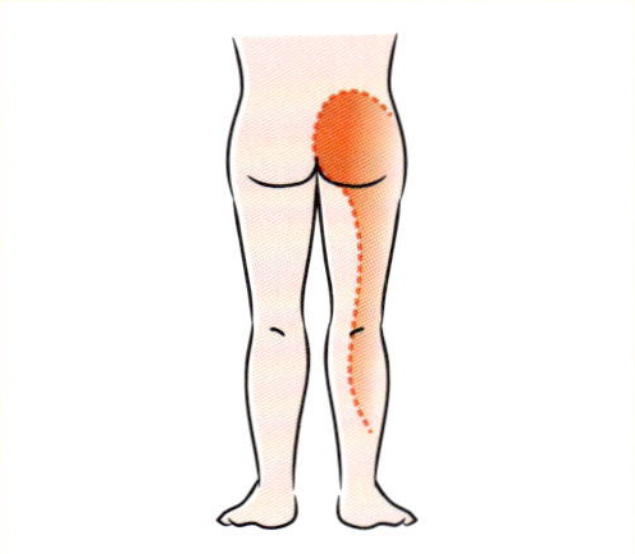

A、Bのどちらもチェックがつかない場合

あなたの腰痛借金は自分自身で返済できる可能性が高いです

➡ STEP2（23ページ）へ

A、Bのどちらかにチェックがついた場合

あなたの腰痛は悪い病気が潜んでいる可能性もあります

➡ 整形外科を受診する（28ページ）へ

STEP2

動かしたときに出てくる痛みから、腰痛借金がどの程度のものか判定します。以下の質問にチェックを入れてみましょう。

- □ C. 痛くて、腰をほとんど後ろに反らすことができない

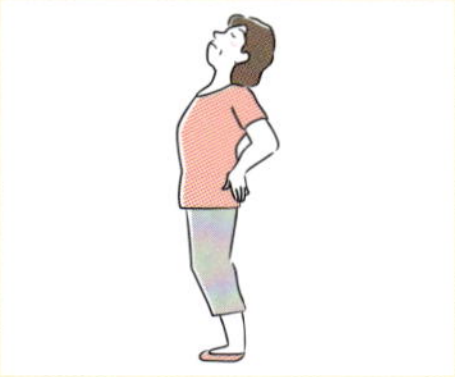

- □ D. 背中を後ろに反らしたときに痛みが出てくる

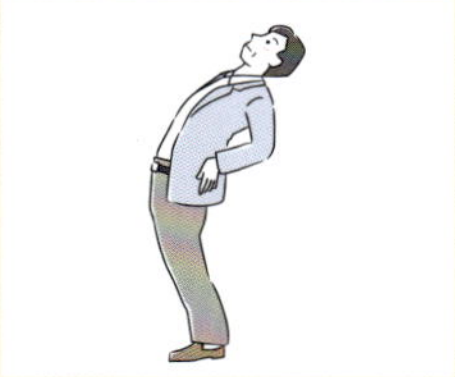

- □ E. 前屈を何度かくり返すと痛みや不快感が出る

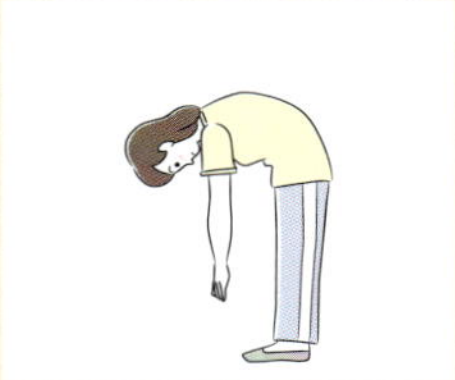

C～Eのいずれかにチェックがつく場合や痛みや不快感があるかどうかよくわからない場合

➡ STEP3（24ページ）へ

C～Eのすべてにチェックがつく場合、もしくは動かしたとき痛みがお尻からひざ下まで広がる場合

➡ **整形外科を受診する**（28ページ）へ

STEP3

自分自身の腰痛借金が返済可能かどうか判定します。
STEP2での回答を基に、以下の運動をしてみましょう。

●STEP2でCに当てはまる場合

うつぶせに寝て胸の下に枕などを入れ、そのままの姿勢をキープします。その後、息を吐きながら痛みの範囲内で上体を反らせるという運動を、1セット5〜10秒間、少なくとも10セットくり返してください。

●STEP2でD、Eに当てはまる場合やよくわからない場合

これだけ体操（64ページ〜）を行ってみてください。

上の運動をして腰の痛みがある程度ラクになった場合

➡ STEP4（下）へ

上の運動をして腰の痛みがラクにならなかった場合

➡ STEP5（25ページ）へ

STEP4

あなたの腰痛借金が背骨の腰痛借金か筋の腰痛借金かを判別します。以下の質問にチェックを入れてみましょう。

- □F. 長時間前屈みの姿勢を取ったときに、徐々に腰が疲れてきて痛みが増す
- □G. マッサージを受けたときなど、他人に腰の筋を触られた際に「硬い」と言われたことがある

FとGのどちらかにチェックがついた場合

➡ **筋の腰痛借金**が原因である可能性が高いです

FとGのどちらにもチェックがつかなかった場合

➡ **背骨の腰痛借金**が原因である可能性が高いです

STEP5

あなたの腰痛借金が背骨・筋・心のどのタイプかを判別します。
以下の質問にチェックを入れてみましょう。

□H.「姿勢・動作」と「腰痛」の関連性が明確で、かつ一貫性がある

□I.「普通ならそんなに痛くないだろう」という刺激でも強い痛みが出る

□J.腰痛以外にも、下記のような症状がある。また体のあちこちが痛い

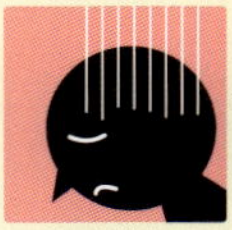
睡眠障害・疲労感

めまい・耳鳴り

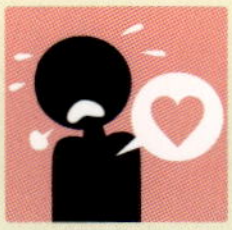
息苦しさ・動悸

胃腸の不調

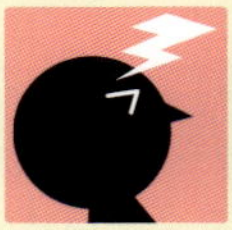
頭痛

肩こり

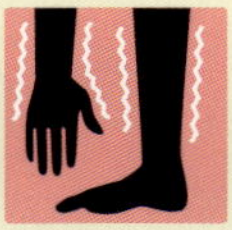
手足のしびれ・筋肉痛

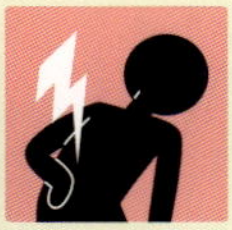
背中の張り

Hにチェックがついた場合 ➡ STEP4（24ページ下）へ

IかJのどちらかにチェックがついた場合 ➡ STEP6（26ページ）へ

いずれにもチェックがつかない場合

➡ STEP4（24ページ下）とSTEP6（26ページ）を確認してください

STEP6

ここでは、あなたの腰痛借金が脳機能の不具合が関係した心の腰痛借金であるかどうかを判別し、どのタイプの心の腰痛借金を抱えやすいかを判別します。

●身体症状テスト

ストレスが身体に現れる症状（専門的には身体化と言う）の程度を判定します。最近1週間を通して、以下の体の問題についてどの程度悩まされているかチェックを入れてみましょう。

	全然悩まされていない（0点）	わずかに悩まされている（1点）	少し悩まされている（2点）	かなり悩まされている（3点）	とても悩まされている（4点）
1.胃腸の不調	□	□	□	□	□
2.背中、または腰の痛み	□	□	□	□	□
3.腕、脚、または関節の痛み	□	□	□	□	□
4.頭痛	□	□	□	□	□
5.胸の痛み、または息切れ	□	□	□	□	□
6.めまい	□	□	□	□	□
7.疲れている、または元気が出ない	□	□	□	□	□
8.睡眠に支障がある	□	□	□	□	□

身体症状テストで16点以上になった場合

➡ ストレスが身体に現れる
身体化タイプの心の腰痛借金の可能性が高い
（12点以上は要注意）

●恐怖回避思考テスト

腰痛に対する恐れ（恐怖回避思考）の程度を判定します。ここ2週間のことを考えて、次の各質問にチェックを入れてみましょう。

全般的に考えて、ここ2週間で腰痛をどの程度わずらわしく思ったか				
全然（0点）	少し（0点）	中程度（0点）	とても（1点）	極めて（1点）
□	□	□	□	□

	はい（1点）	いいえ（0点）
この腰の状態では活動的になるのは危険だと思う	□	□
心配事が心に浮かぶことが多かった	□	□
自分自身の腰痛は重症で決してよくならないと思う	□	□
以前は楽しめたことが最近は楽しめない	□	□

恐怖回避思考テストで４点以上になった場合

➡ 腰痛を過度に恐れる
恐怖回避思考タイプの心の腰痛借金の可能性が高い

身体症状テストで８〜11点、
恐怖回避思考テストで２〜３点だった場合

➡ 心の腰痛借金による腰痛予備軍になるため注意しましょう

あなたの腰痛がどの腰痛借金に原因があるかわかりましたか？　あくまでこの診断は、これから本書を読み進める際、どこを重点的に読んでいけばよいかという指標になります。２つ以上の腰痛借金が重なり合う「多重腰痛借金」であるケースもあるため、対策を立てるための目安としましょう。

※　身体化タイプ、恐怖回避思考タイプの両方の心の腰痛借金に当てはまることもあります

※　身体症状テストの７と８で３〜４点で、恐怖回避思考テストの最下段で【はい】とチェックした方は、うつ状態が強いためメンタルヘルスの専門家に相談しましょう

整形外科を受診するに該当した場合

あなたの腰痛は、自分自身では返済できない腰痛借金である可能性があります。下の表をチェックし腰痛の主な原因を知っておきましょう。ひとつでも当てはまる場合は、悪い病気が潜んでいる可能性もあるため、できるだけ早く整形外科を受診してください。

□転倒したり尻もちをつくなどしてから痛みだし、日常生活に支障が出るほどの痛みがある

➡ **骨折の可能性あり**

□65歳以上（とくに女性）で、朝、布団から起き上がる際に背中や腰に痛みが出た

➡ **骨粗しょう症による骨折（脆弱性《ぜいじゃくせい》骨折）の可能性あり**

□横になってもうずくことがあり、鎮痛剤をしばらく使ってもガンコな痛みが改善されない

➡ **ガンなど悪い病気の可能性あり**

□痛みやしびれがお尻からひざ下まで広がる（坐骨神経痛がある）

➡ **腰部脊柱管狭窄症や椎間板ヘルニアの可能性あり**

□肛門や性器周辺が熱くなる、しびれる、尿が出にくい、尿もれがある

➡ **重度の腰部脊柱管狭窄症や椎間板ヘルニアの可能性あり**

□つま先歩き、かかと歩きが難しく、足の脱力がある

➡ **重度の腰部脊柱管狭窄症や椎間板ヘルニア、脳や脊髄の病気の可能性あり**

坐骨神経痛の症状が出る2大疾病

腰部《ようぶ》脊柱管狭窄症《せきちゅうかんきょうさくしょう》とは？

脊柱管とは、背骨、椎間板、黄色じん帯などで囲まれた脊髄が通る「トンネル」です。脊柱管狭窄症は、主に加齢による背骨の変形や黄色じん帯が厚くなるなどでこのトンネルが狭くなり、腰の部分の神経が圧迫されることで発症します。背すじを伸ばしたときに痛み、少し前屈みになると痛まないなど、姿勢によって腰の神経の圧迫の具合が変わることで、痛みやしびれが出たり消えたりするのが特徴的です。神経の血流をよくするリマプロスト（オパルモン®など）が代表的な治療薬です。

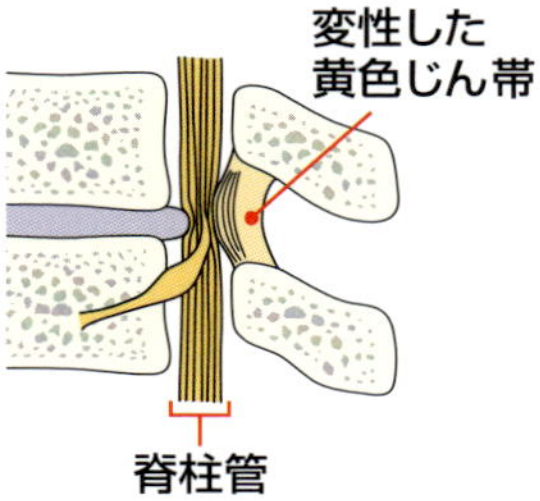

腰部椎間板ヘルニアとは？

腰椎椎間板ヘルニアとは、椎間板の中心にある組織である髄核が大きくずれて、神経（神経根や馬尾）を刺激している状態のことを言います。20～40代で起こりやすく、椎間板により負荷がかかる前屈み姿勢や猫背でイスに座っているときに、お尻や太もも、ふくらはぎに痛みやしびれが生じます。ヘルニアで起こる痛みの実態は、髄核が飛び出したことで起こった炎症による場合が多く、実は数ヶ月で自然によくなることも少なくありません。

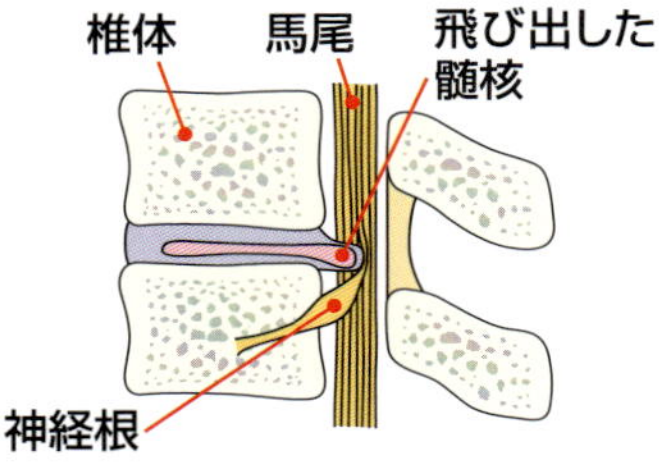

腰痛にも関わる体の「重心」

たとえば、身近にある物体を1本の指先で支えるとき、ある位置を指で支えると、バランスを取ることができます。

簡単に言えば、「重心」とは、この物体のバランスが取れているときに支えている、指先の位置のことを言います。

物理の世界では、この「重心」は重力が生じる代表的な位置と考え、バランスの取れている状態では、物体を支える指の力が、重力を打ち消している（バランスが取れている）状態、としています。この考え方を人の体に置きかえてみましょう。

人を大きな物体と考え、この人が仰向けに寝た状態で、仮に垂直に立った1本の棒で背中を支え、バランスを取るときの位置を人の重心Xとします。

ここでこの人が仰向けの姿勢で両手を上げてバンザイのポーズをすると、両手の重さが、支えている棒の位置よりも遠くに移動します。それにともなって、これまでバランスが取れていたXにあった棒の位置では、アンバランスになってしまいます。

このとき、重心の位置は、Xよりも上半身側の位置に移動しています。つまり、人の姿勢が変わると重心の位置も変化してしまうのです。

3章以降では、こうした重心の考え方を応用しながら、腰に腰痛借金が溜まってしまうメカニズムを解説していきます。

第3章

腰痛借金が溜まるメカニズム

腰痛を根本から知り、腰痛解消に役立てよう

背骨と筋に腰痛借金が溜まるメカニズム

ここからは「背骨」そして「筋」に、いったいどのようにして腰痛の原因となる「腰痛借金」が溜まっていくのか、その具体的なメカニズムをわかりやすく解説していきましょう。

腰とシーソー

腰にかかる負担は、シーソーの原理（テコの原理）を用いると理解しやすくなります。ご存じの通りシーソーは、体重の重い人と軽い人が座ったとき、軽い人が座った側よりも、重い人が座った側に下がります。これは言いかえれば、重い人が座る側は下向きにかかる力が大きく、軽い人が座る側は下向きの力が小さいということになります（図A右）。

図A:シーソーの原理

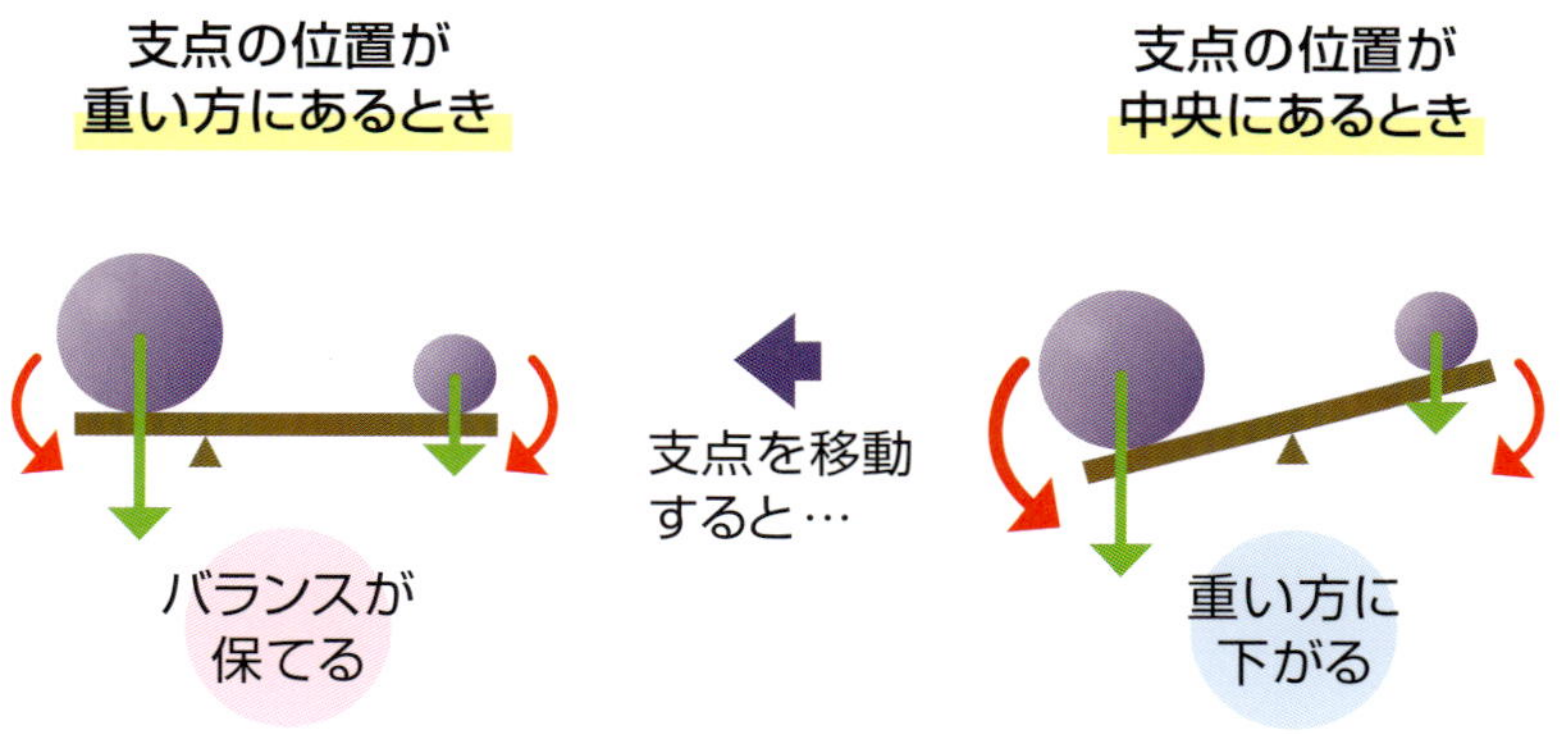
支点の位置が
重い方にあるとき
支点の位置が
中央にあるとき
支点を移動
すると…
バランスが
保てる
重い方に
下がる

また同じ重さの人が座った場合、中央（＝支点）から遠いところに座った人と、近くに座った人とでは、遠いところに座った人の方に傾きます。これは、シーソーが単に座る人の重さだけで上下するのではなく、中央（支点）を中心に回転し、距離によって回転する力が変わることを示しています。

この回転する力の大きさは、座る人の体重と支点からの距離のかけ算で求めることができます。シーソーの支点から同じ距離に重い人と軽い人で座ると、重い人側に下がるのはこのためです。逆にこの原理を利用して、軽い人が支点から離れたところに、重い人が支点の近くに座れば、シーソーをつり合わせる、つまり回転させる力を同じにすることができます（図A左）。

これを人間の「腰」に当てはめて考えてみましょう。支点を背骨の中でも大きな力のかかる第4腰椎、第5腰椎の間として考えると、上半身の重さが、体の前方にシーソーを回転させる力になります（図B）。このとき、上半身にかかる重力は、上半身の重心の位置にかかるため、深く前屈みになるほど上半身の重心の位置は体の支点から遠くなり、前方に回転する力が大きくなります。そして、体重が重ければ重いほど、上半身に生じる力も大きくなります。

こうして前方に回転する力がかかる場合、腰は上半身を支えるために、後方に回転させる力を生み出さなければなりません。この力を生み出すのは、主に背筋です。しかし、前方へ回転する力が大きくなっても、背筋の位置は腰の後ろから変えられず支点からの距離は近いままです。そのため、簡単には後方への力は出せません。もし、体全体を支えるのであれば、背筋の力自体を大きくするしかないのです（36ページ図C）。

そして、前屈み姿勢で背筋を使い続け、筋に疲労が蓄積すると「筋に溜まる腰痛借金」が増えてしまう（15ページ）のです。

図B:よい姿勢で立っている状態

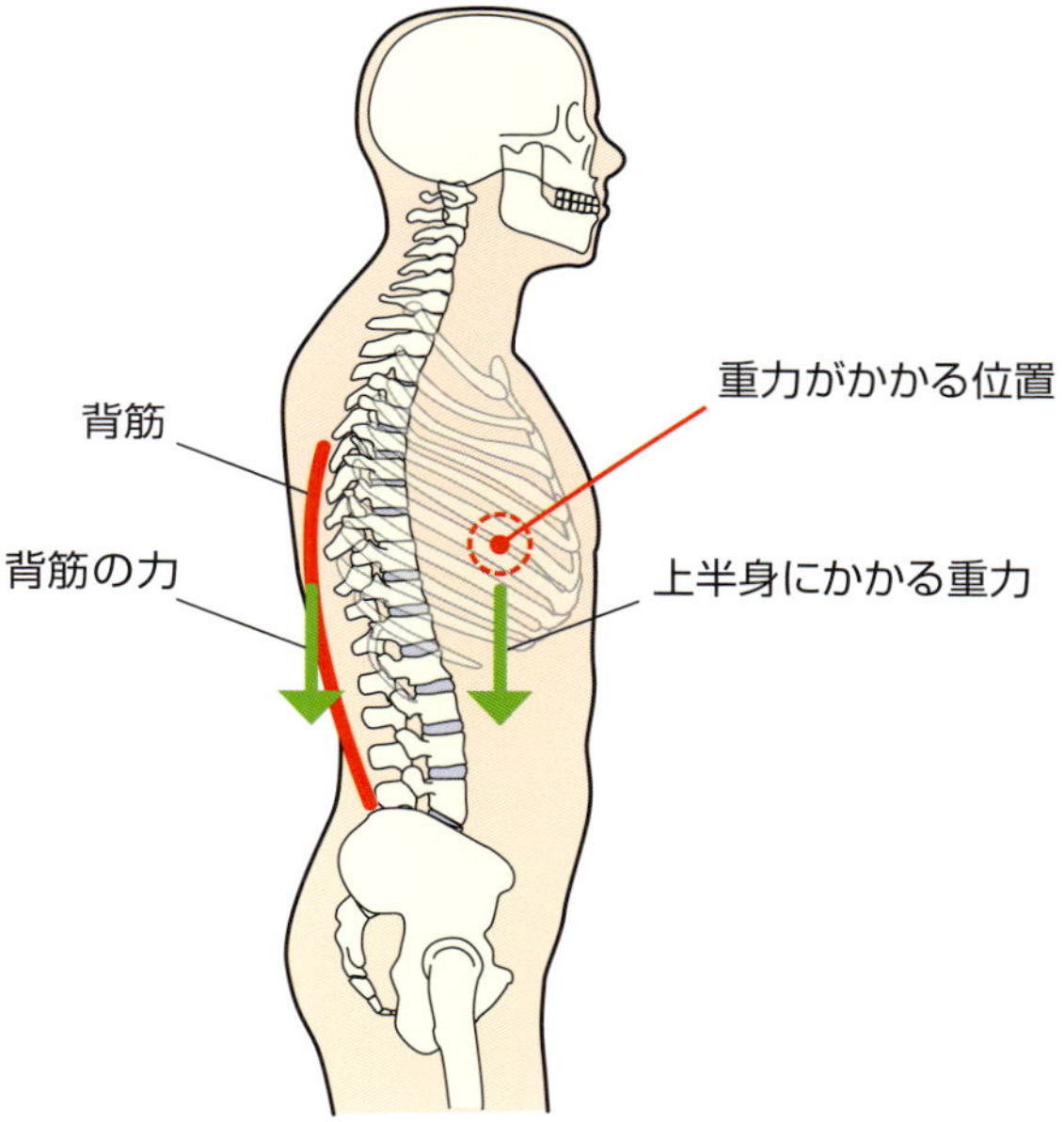

シーソーの原理に当てはめると…

前後のバランスが取れている

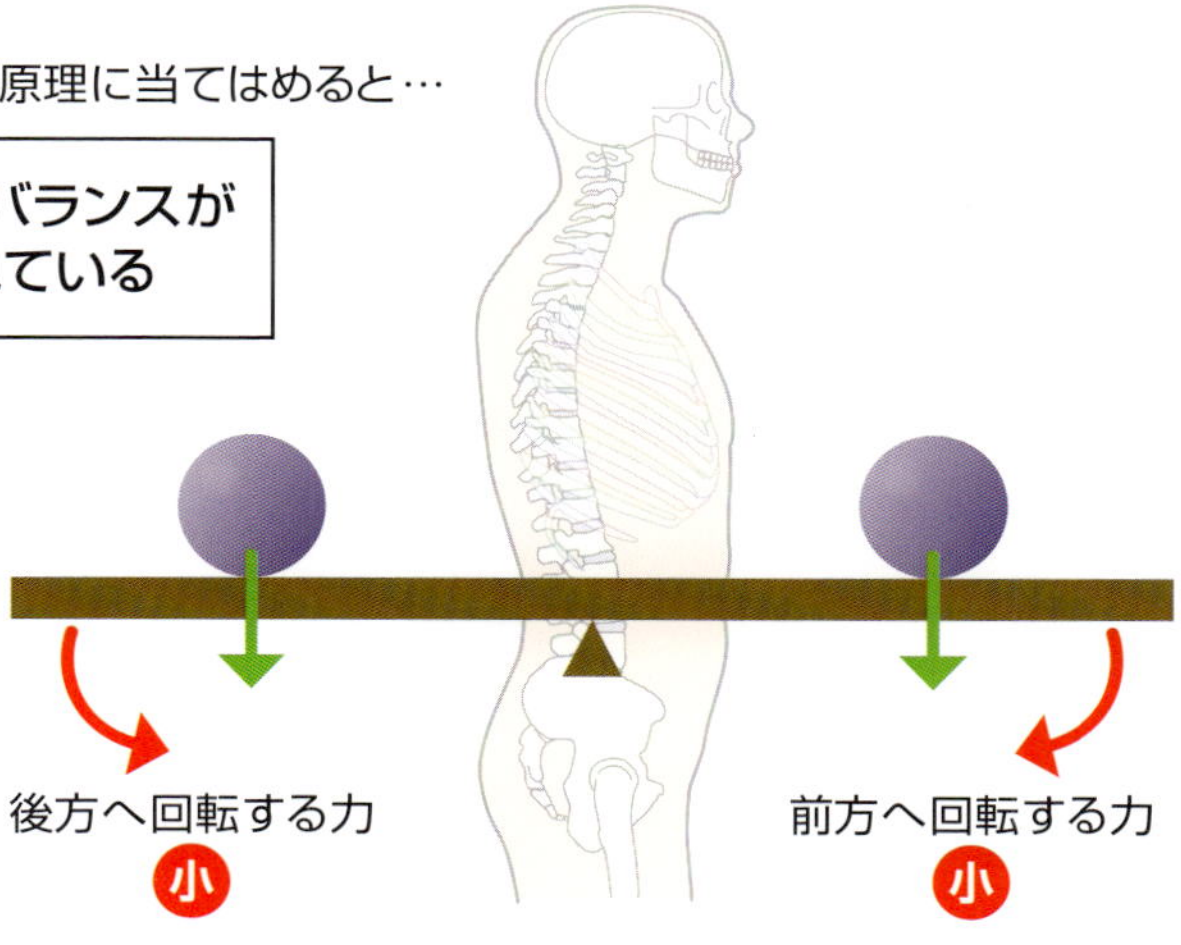

図C:背筋でバランスを取っている前屈み姿勢

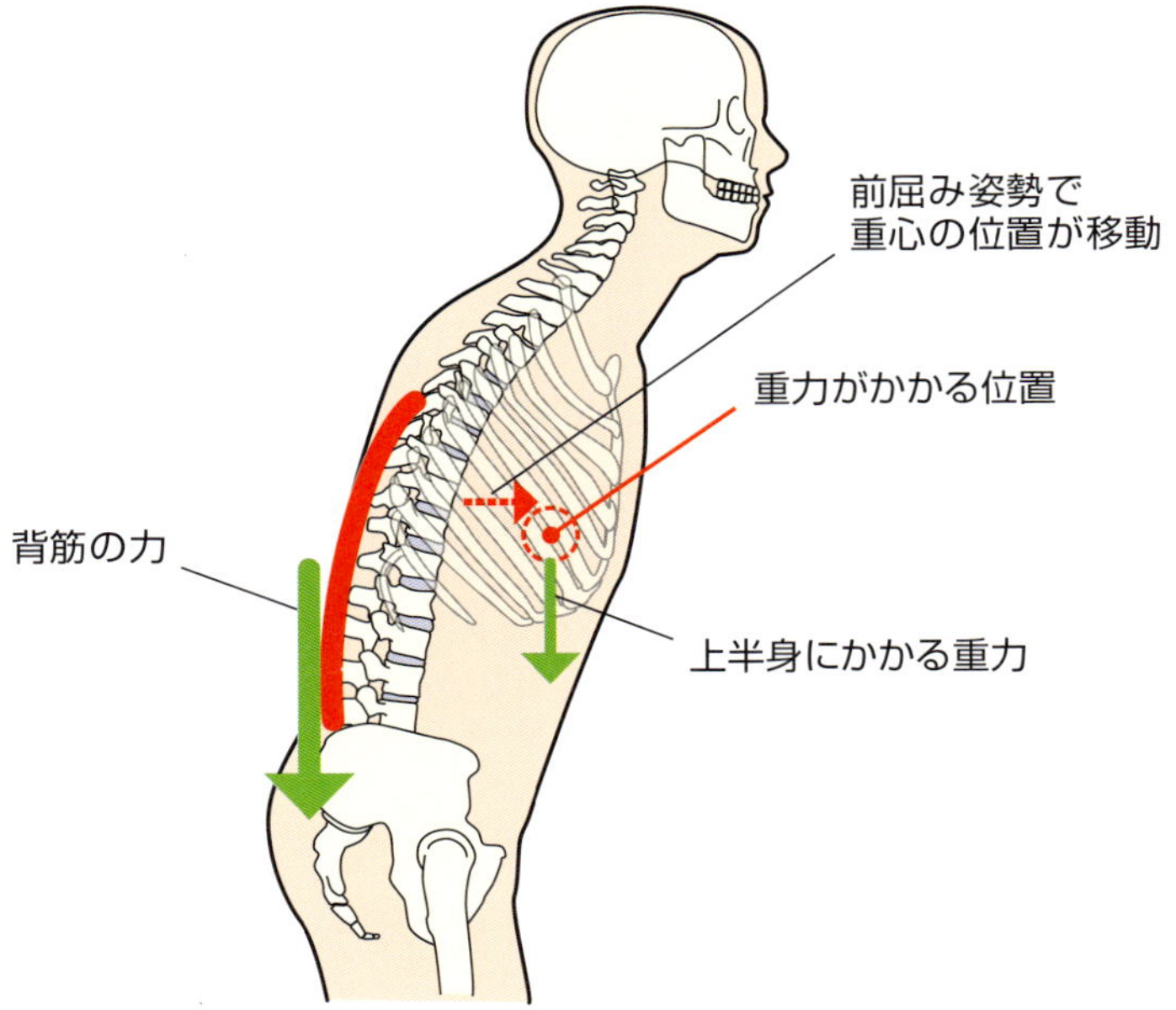

前屈み姿勢で
重心の位置が移動
重力がかかる位置
背筋の力
上半身にかかる重力

シーソーの原理に当てはめると…

**背筋力をしっかり出したことで
前後のバランスが取れている**

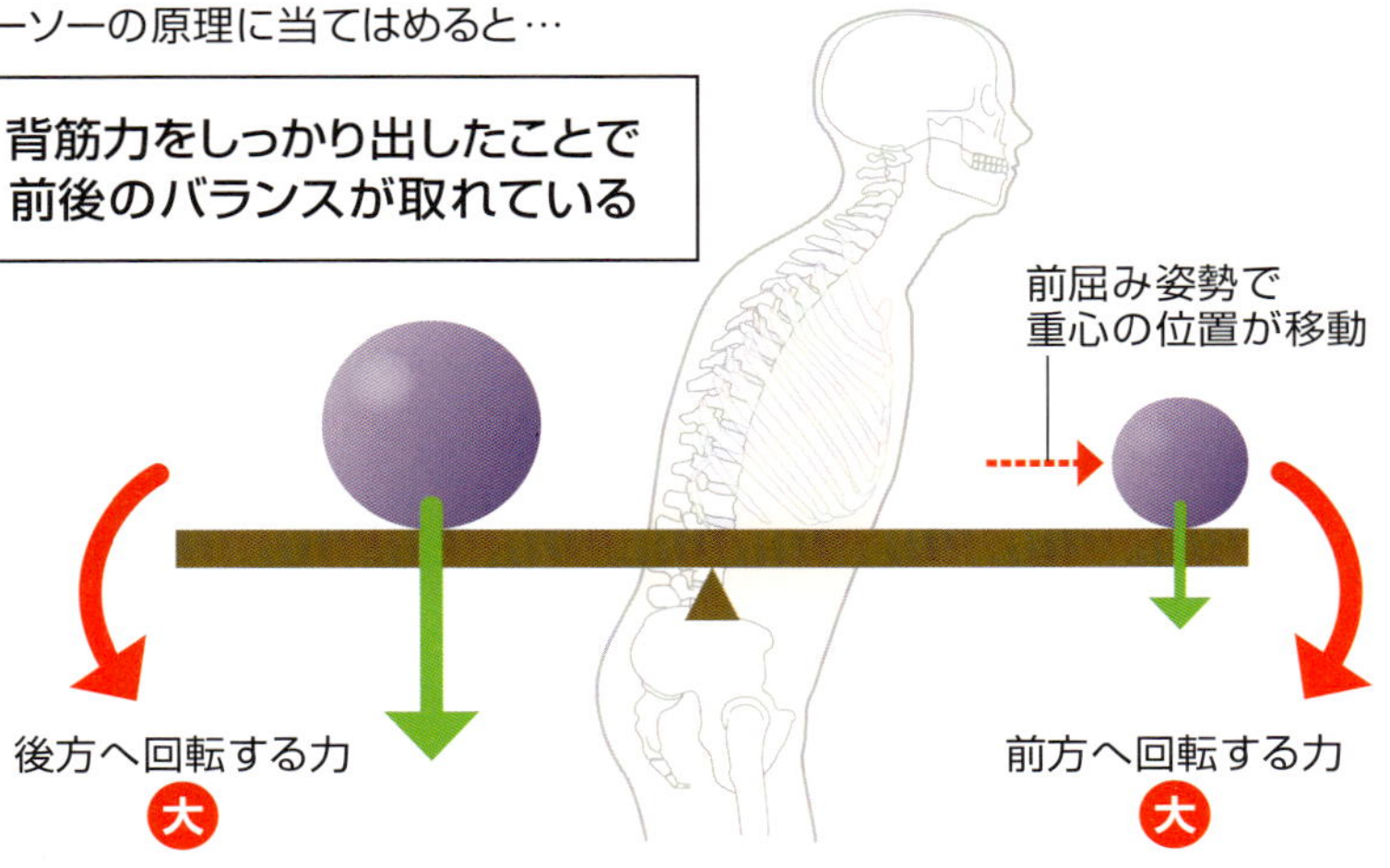

前屈み姿勢で
重心の位置が移動
後方へ回転する力
大
前方へ回転する力
大

椎間板を押しつぶす力

腰にかかる負担とシーソーの原理が理解できれば、椎間板を押しつぶす力（専門的には「椎間板圧縮力」と言います）の理解は容易になります。

結論から言えば「椎間板を押しつぶす力」は「シーソーの支点にかかる力」で、シーソーの両端にかかる力の合計が、椎間板を押しつぶす力になります。つまり、背筋の力も椎間板を押しつぶす力として働いてしまうのです（38ページ図D）。

たとえば、体重70kgの男性が角度30度のおじぎ姿勢になると、椎間板を押しつぶす力は130kg重（※）にもなります。おじぎする際には、上半身が前方に回転する力を、後方へ回転する力（＝背筋力によって回転する力）で相殺する必要があります。椎間板を押しつぶす力は、上半身の重さと背筋力の合計になるので、上半身の重量の割合を全重量の60％として考えると、体重70kgの男性の背筋力の大きさは次のように求められます。

※　「kg重」は力の大きさの単位。通常力の大きさの単位は「N（ニュートン）」を用いるが、本書では読者の理解を容易にするため「kg重」で示す

図D:椎間板を押しつぶす力

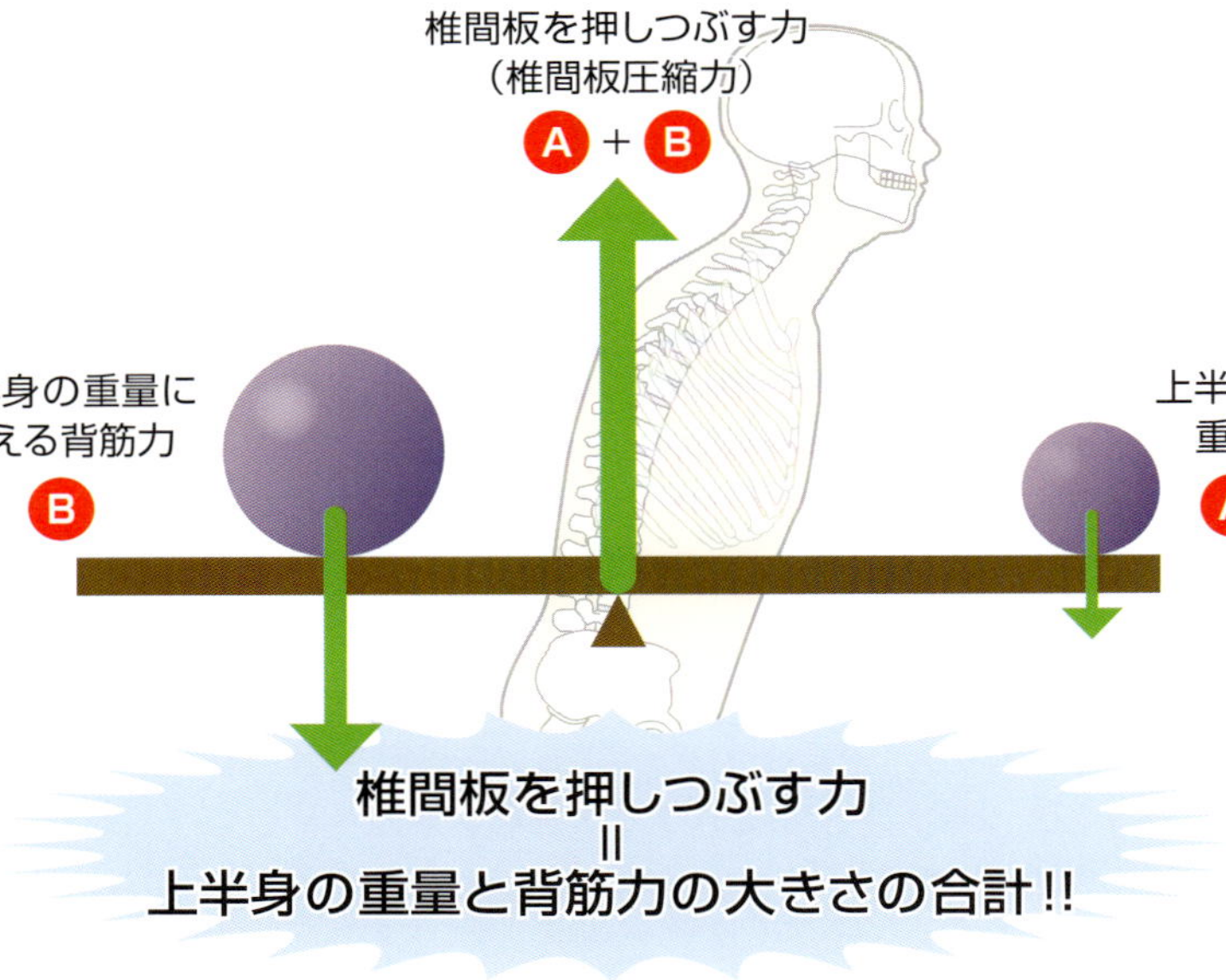

（背筋力の大きさ）

＝（椎間板を押しつぶす力）

－（上半身の重量）

＝130－（70×0・6）

＝88（kg重）

驚くべきことに、なんと椎間板を押しつぶす力の3分の2近くは、本人の背筋力になるというわけです。

つまり、背筋（力）を使うことは、背筋に腰痛借金を溜めるだけでなく、背骨、とくに椎間板へ溜まる腰痛借金も増やしてしまうことになるのです。

椎間板をずらす力

37ページでは、椎間板を押しつぶす下方向の力が、背骨に腰痛借金を溜めてしまうメカニズムを解説しました。しかし、下方向の力だけでなく、横方向の椎間板をずらす力も、背骨に腰痛借金を溜める原因になります。

骨盤という土台に上半身が乗っていると考えてみてください。体がまっすぐ立っているときは、この土台から上半身がずれることなく、安定した状態で土台に乗っていることになります。

しかし、前屈み姿勢など身体を前方へ傾けてしまうと、上半身に重力がかかり、前（骨盤に対して水平方向）への力も受けることになります（このときに上半身が前へずれる力を専門的には「椎間板せん断力」と言います）。そして、背骨がこの椎間板せん断力に耐え切れなくなったとき、腰痛が起きてしまいます。

前傾姿勢のときに背骨にかかる横方向の力

「骨盤」という土台に上半身が乗っているものだと考えると、おじぎをすればするほど上半身と骨盤の間に横にずれる力＝椎間板せん断力が生じる

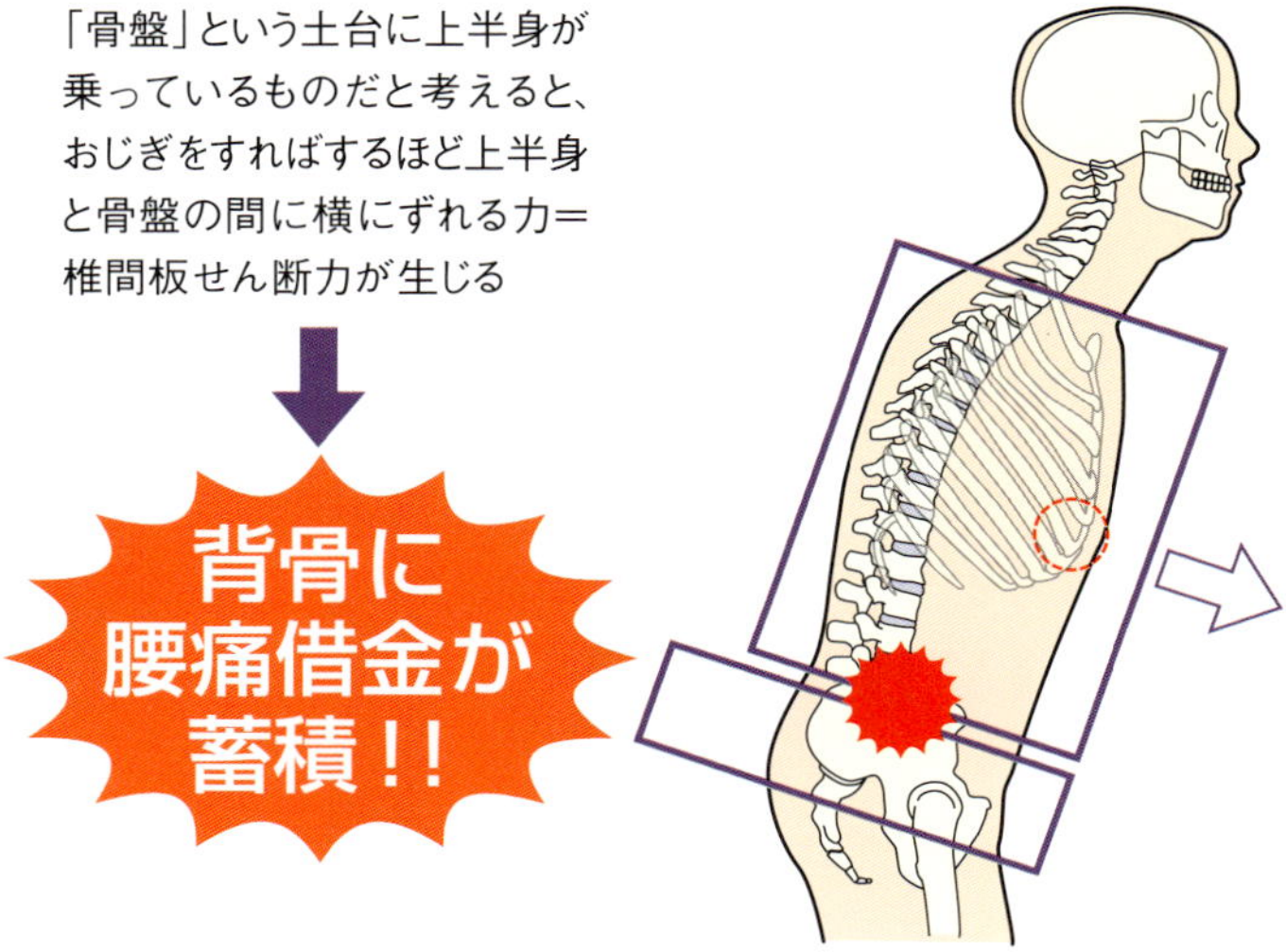

ちなみに、14ページで腰痛借金の蓄積により発症する病気の代表例として「椎間板ヘルニア」を挙げましたが、これは主に椎間板を押しつぶす力（下方向の力）によって発症するものです。

ここで取り上げている椎間板せん断力（骨盤に対してずれる力）による病気としては、「腰椎分離すべり症」と「変性すべり症」などが挙げられます。前者はとくに青年期に激しいスポーツをすることで発症するものですが、後者は中高年～高齢者まで、広い年齢層にわたって発症することが知られています。

瞬間的な動作で生じる腰痛借金

ギックリ腰になる場面で多くの人が思い浮かべるのは、何か拾おうと床に手を伸ばし、腰を屈めた瞬間、腰に突然の激痛が走る……といった場面ではないでしょうか。読者の方の中には、身に覚えのある方も少なくないかと思います。

前屈みになる姿勢や、おじぎ姿勢をくり返すといった、腰痛借金を溜めやすい上半身の動作は、基本的にゆっくり行うとよいでしょう。ゆっくり上体を曲げていれば、上半身にかかる力は小さくてすみます。

しかし、無防備に勢いよく上体を曲げると、より大きな力（腰痛借金）が瞬間的にかかることになり、ギックリ腰が生じるリスクも高まってしまいます。

これまで解説してきたように、こうした瞬間的な力に対しては、より強い背筋の力が必要になります。こうした強い力を出してしまう急激な背筋の収縮は、筋肉自体への負荷とともに、椎間板を押しつぶす力も生じさせてしまいます。すでに腰痛借金が溜まっている場合には、この瞬間的な動作がギックリ腰発症の引き金になるケースが少なくありません。

また、すばやい動きでは、体の垂直方向だけでなく、水平方向にも大きな力がかかってきます。水平方向の力が原因で発症する代表的な症状に「腰椎分離すべり症」があることは40ページで触れましたが、この症状は中高生のとくに激しいスポーツで起きやすいもの。その理由としては、激しいスポーツの低姿勢と、急激な上半身の前屈み動作で、腰に瞬間的に水平方向の大きな力がかかり、それがくり返されるからだとも考えられています。

ゆっくりとした動作とすばやい動作でかかる負担の合計は同じ程度でも、ゆっくりとした動作では長い時間をかけて、すばやい動作では瞬間的に負担がかかることになります。こうした腰にかかる負担の大きさと、負担がかかる時間の長さとの関係を考えれば、ひと呼吸おいてのゆっくりとした動作の方が腰痛借金を溜めにくいことは、想像に難くないでしょう。

ゆっくり前屈みするときにかかる力

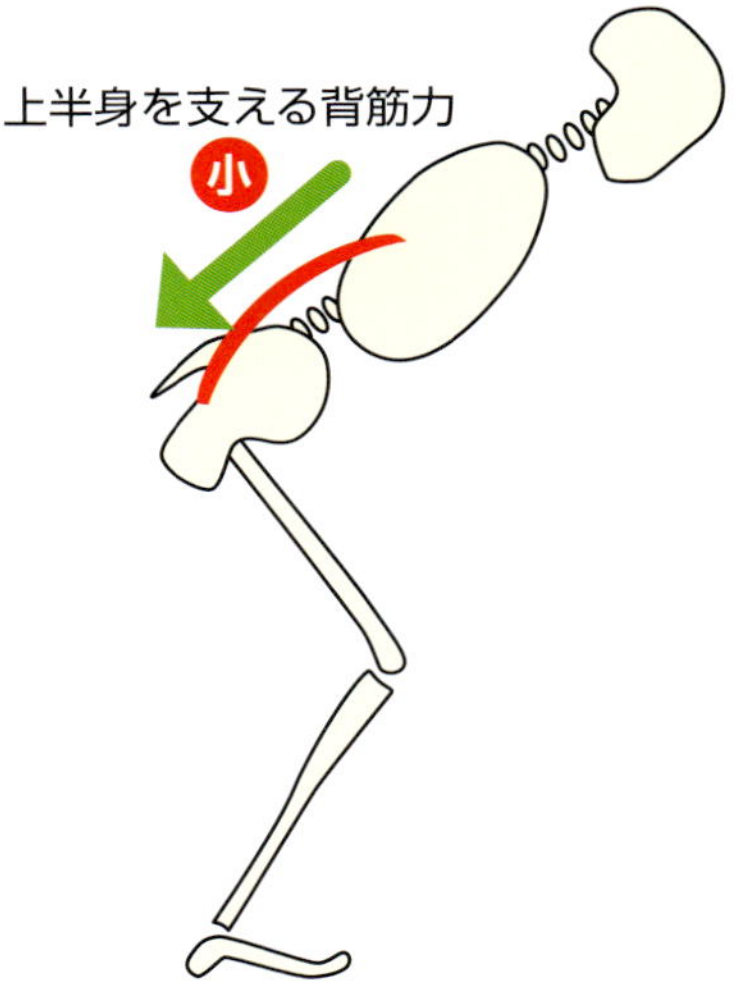

屈んだ姿勢で静止するときには、上半身の重さとそれを支える背筋力が必要になる

すばやく前屈みするときにかかる力

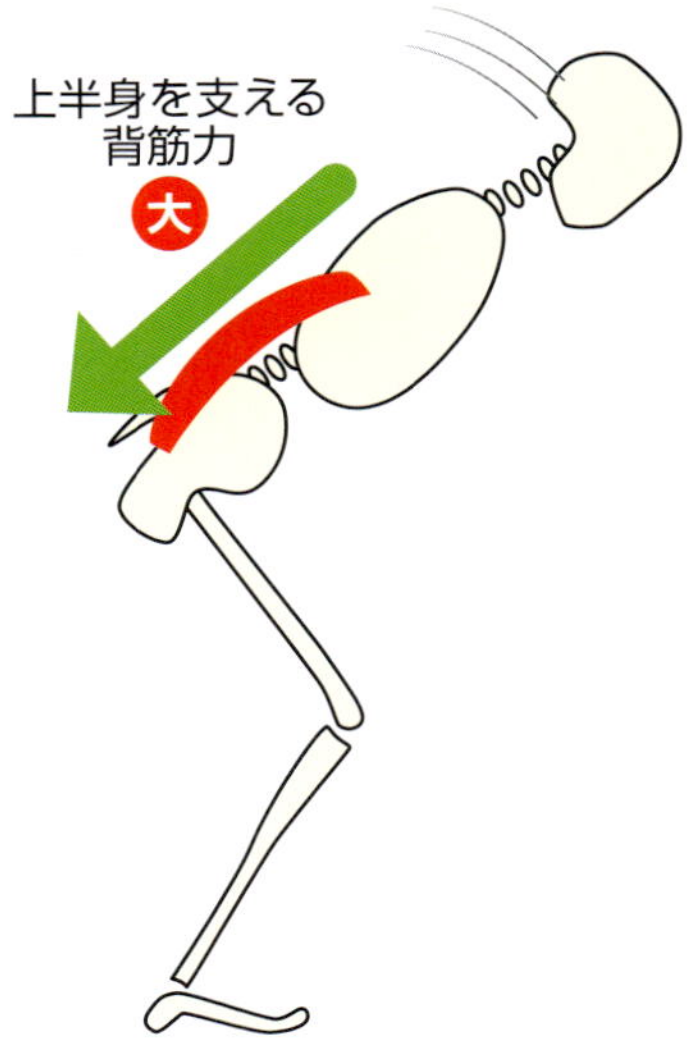

瞬間的に上半身が前に倒れようとする力がかかり、かつそれを支える強い背筋力が必要になるため、腰にかかる負担は激増する！

重労働によって生じる腰痛借金

運搬業や製造業など重い物を持ち上げる仕事や、介護・看護といった他人の体を支えたりする仕事は、日常的に腰痛借金が溜まりやすいと言えます。

上半身が受ける前への力を、背筋力によって打ち消す必要があることは32〜36ページで述べましたが、持ち上げ動作をするときは、自分自身の上半身の重さに加え、持ち上げる物の重さも背筋の力で支えなければなりません。そのため、こうした重労働は、腰痛借金をさらに溜め続けることになるのです。

有名な研究結果によれば、20kgの物体を床から持ち上げるとき、椎間板を押しつぶす力は、340kg重を超えることが報告されています。

また、ある研究では、約60kgの他人を持ち上げ、ベッドから車いすに移動させる場合は、椎間板を押しつぶす力が実に500kg重を超えるという、驚くべき結果も報告されています。

持ち上げ作業のときに腰にかかる力

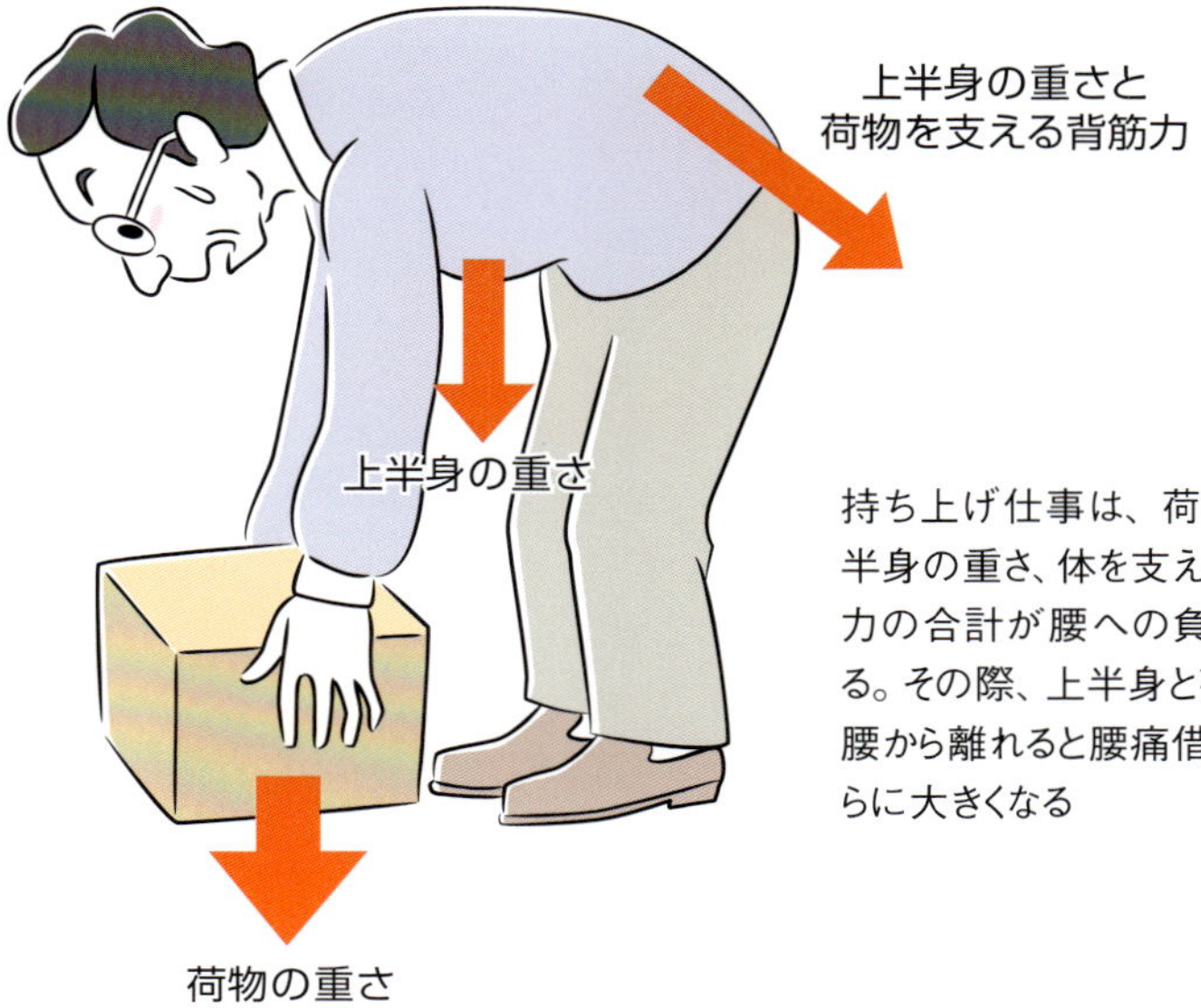

持ち上げ仕事は、荷物と上半身の重さ、体を支える背筋力の合計が腰への負担となる。その際、上半身と荷物が腰から離れると腰痛借金はさらに大きくなる

人の背骨に直接力をかけた場合、20代男性では600kg重で、女性では440kg重を超える力が加わると、背骨が壊れてしまうという実験結果もあります。もちろん、これには個人差があるため、誰にでも当てはまるわけではありませんが、人力での介護作業は非常に大きな負荷が瞬間的に椎間板にかかります。そしてこれは、瞬間的に腰痛借金がドカンと増えることを意味しています。重い物を前屈みで一気に持ち上げる動作には、それほどのリスクが潜んでいるのです。

加齢によって生じる腰痛借金

地球の重力下で生活をしているみなさんは、ご高齢になればなるほど、その影響が全身に現れてきます。背骨と背筋も、若い人に比べると高齢者の方のほうが消耗している状態になっています。

たとえば腰を曲げた農作業を長年してこられた方の背骨は、「円背《えんばい》」と呼ばれる過度な猫背状態になる場合がありますが、これは背骨が曲がって元に戻りにくくなってしまったものです。円背は、筋肉の衰えとともに、背骨周囲のじん帯が引き伸ばされたために生じてしまうと考えられています。

筋肉とじん帯によって支えられている背骨は、背中が曲がった悪い姿勢を続けると、じん帯が伸ばされ、元に戻りにくくなります。若いときから日常的に姿勢が悪いと高齢になったとき、背中が曲がった円背になってしまうのです。

年齢層別で見た椎間板の強さ

	男性（kg重）	女性（kg重）
20代	600	440
30代	500	380
40代	410	320
50代	320	250
60代以上	230	180

Jager Mらの研究（1997）を元に作成

また高齢者は、椎間板も若い人よりもろい状態にあります。45ページで「椎間板は20代男性で600kg重、女性で440kg重の力まで耐えられる」と紹介しましたが、60代以上では男性で230kg重、女性では180kg重までしか耐えられなくなります。

とくに女性は、高齢になると骨粗しょう症（158ページ）を抱えることが多く、骨の強度が低下し、背骨自体がもろくなっていることも少なくありません。重い物を持ち上げる瞬間だけでなく、ベッドからの起き上がりといった、ちょっとした動作でも骨折してしまうことがあるので注意が必要です。歳を重ねると治癒力も低下し、腰痛も治りにくくなります。そのため、若い頃から腰痛借金を溜めないよう工夫し続けることが大切なのです。

心に腰痛借金が溜まるメカニズム

心に溜まる腰痛借金＝心理的なストレスは腰痛を発症させますが、目に見えないためわかりにくいものです。まずは、ストレスにより痛みが生じるメカニズムから順を追って説明していきましょう。

ネガティブ思考と脳に溜まる腰痛借金

人が痛みを感じるとき、痛みの情報は大きく分けて2つの経路で脳に伝えられるとされています。ひとつは、脳のてっぺん近くにある大脳皮質の「体性感覚野」への経路です。体性感覚野では、体のどの部分で、どんな質の痛みなのかという情報が処理されます。もうひとつは、不快な情動（感情の動き）の処理に関わる部分、とくに恐怖や嫌悪感を察知する

痛みの情報の経路

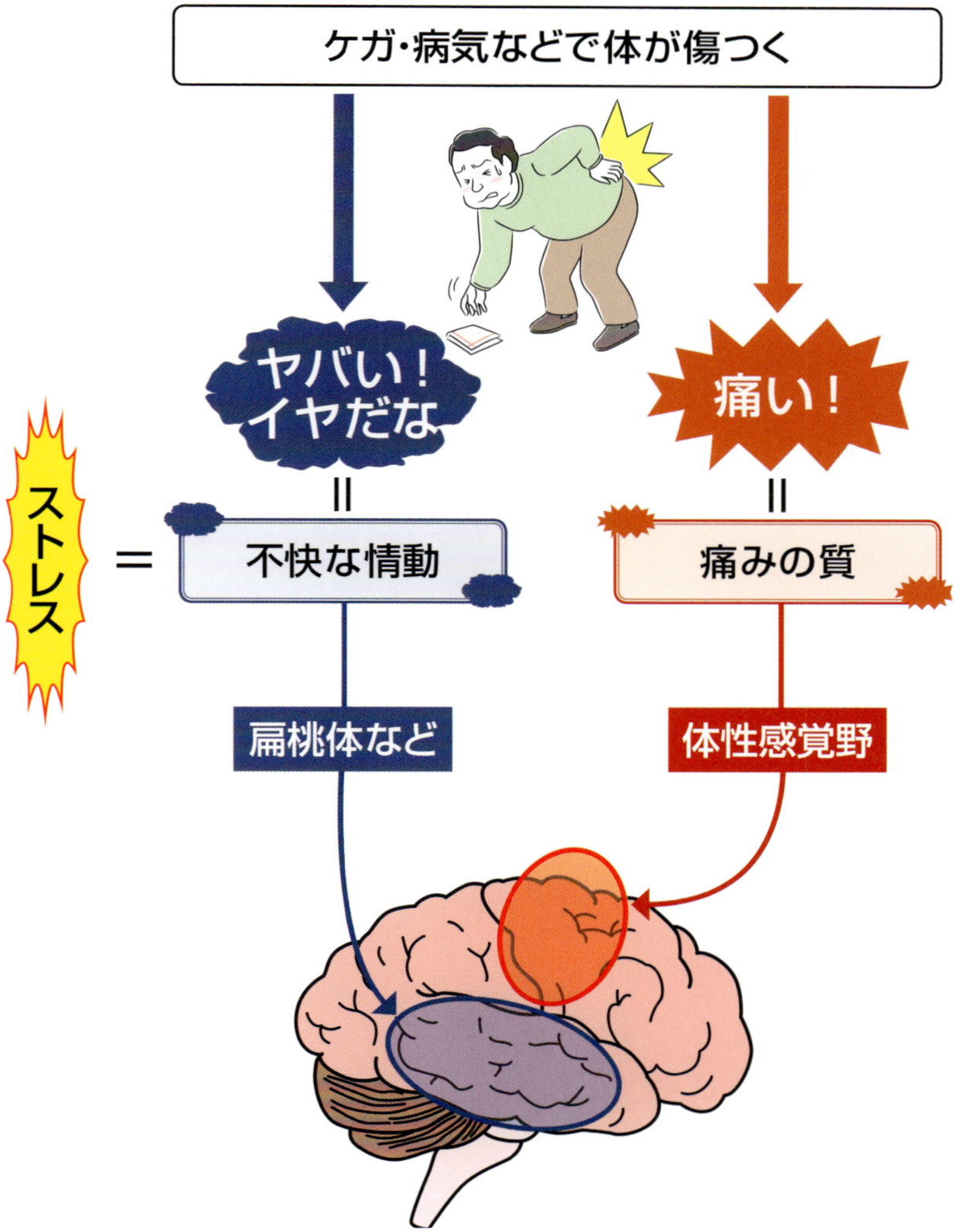

「扁桃体」への経路です。つまり、痛みを感じるときの「痛い」という感覚と、痛みにともなう「ヤバい、イヤだな」という情動は、脳の別のところで情報が処理されているのです。

また痛みがあるとき、人はストレスを感じ、ネガティブな気持ちになってしまいますが、このネガティブな感情は、扁桃体のムダかつ過剰な興奮状態をもたらし、痛みに過敏な状態をつくってしまいます。

ですので、痛みがある場合にはできるだけ「いつまでこの痛みが続くのだろう?」「もう治らないのでは?」といったネガティブな思考をせず、楽観的な心持ちで、扁桃体をムダに興奮させないように努めることが肝要です。このような悲観的な思考は、脳内で痛みを持続させるメカニズムを完成させてしまうからです。そして、「心に溜まる腰痛借金」は、ネガティブ思考のクセがある人ほど溜まりやすく、楽観的でポジティブ思考な人ほど溜まりにくいものです。つまり「心に溜まる腰痛借金」とは「脳に溜まる腰痛借金」と言いかえることもできるのです。なお、こうした脳内のメカニズムは、近年の飛躍的な脳科学研究の進歩から明らかになったことであり、日々進歩しています。

心の腰痛借金がもたらす脳機能の不具合

「痛みは脳で感じる」という48ページの話の一例として、代表的な現象に「幻肢《げんし》」という脳がもたらす現象があります。これは、事故や病気で体のある部分を切断した方が、ないはずのその部分に幻の痛みを訴えるというものです。

実は、腰痛で悩んでいる方にも、この「幻肢」によく似た現象が当てはまることがあります。

たとえば病院の診断で、とくに異常がないにも関わらず、腰痛が一向によくならないという場合は、脳によって引き起こされた痛み、「幻の腰痛」である可能性があります。

人間の体は本来、脳が正常に機能していれば、体が傷ついたときなどに痛みを抑える物質が分泌されるなど痛みを抑える仕組みが働きます。しかし、ストレスを抱えやすく心の腰痛借金が溜まっている人の場合では、脳機能の不具合により痛みを抑える仕組みそののものが働きにくくなってしまう（①）のです。

そして、脳機能が不具合を起こしてしまうと、過敏に痛みを感じやすくなります（②）。そうすると、腰痛を感じる期間が長引いてしまうのです（③）。

こうして、①ストレスや痛みに対する不安や恐怖心によって心の腰痛借金が蓄積し脳機能が不具合を起こす→②痛みを感じやすくなる→③腰痛が長引く→①過敏な痛みが長引いていることがストレスとなり心の腰痛借金がさらに蓄積して脳機能が弱まる→……と、このように①〜③がくり返され、長引く腰痛を抑える仕組みがより働きにくくなるという、心の腰痛借金による腰痛の負債ループが完成してしまうのです。

私たちの診察を受けに来られた方の中にも、心の腰痛借金が原因で、脳機能の不具合を起こしている慢性腰痛の方は少なくありません。

昨今、ようやくこの「脳機能の不具合」と「慢性的な腰痛」の関係が広く受け入れられるようになりつつありますが、それでもまだまだ腰痛の原因に脳機能の不具合があるということへの一般的な理解度は低いと感じています。

ストレスによって起きる脳機能の不具合

慢性的な痛みがある状態

心の腰痛借金により脳内の痛みを抑える働きが弱くなってしまう

健康な状態

脳内で痛みを抑える機能が正常に働く

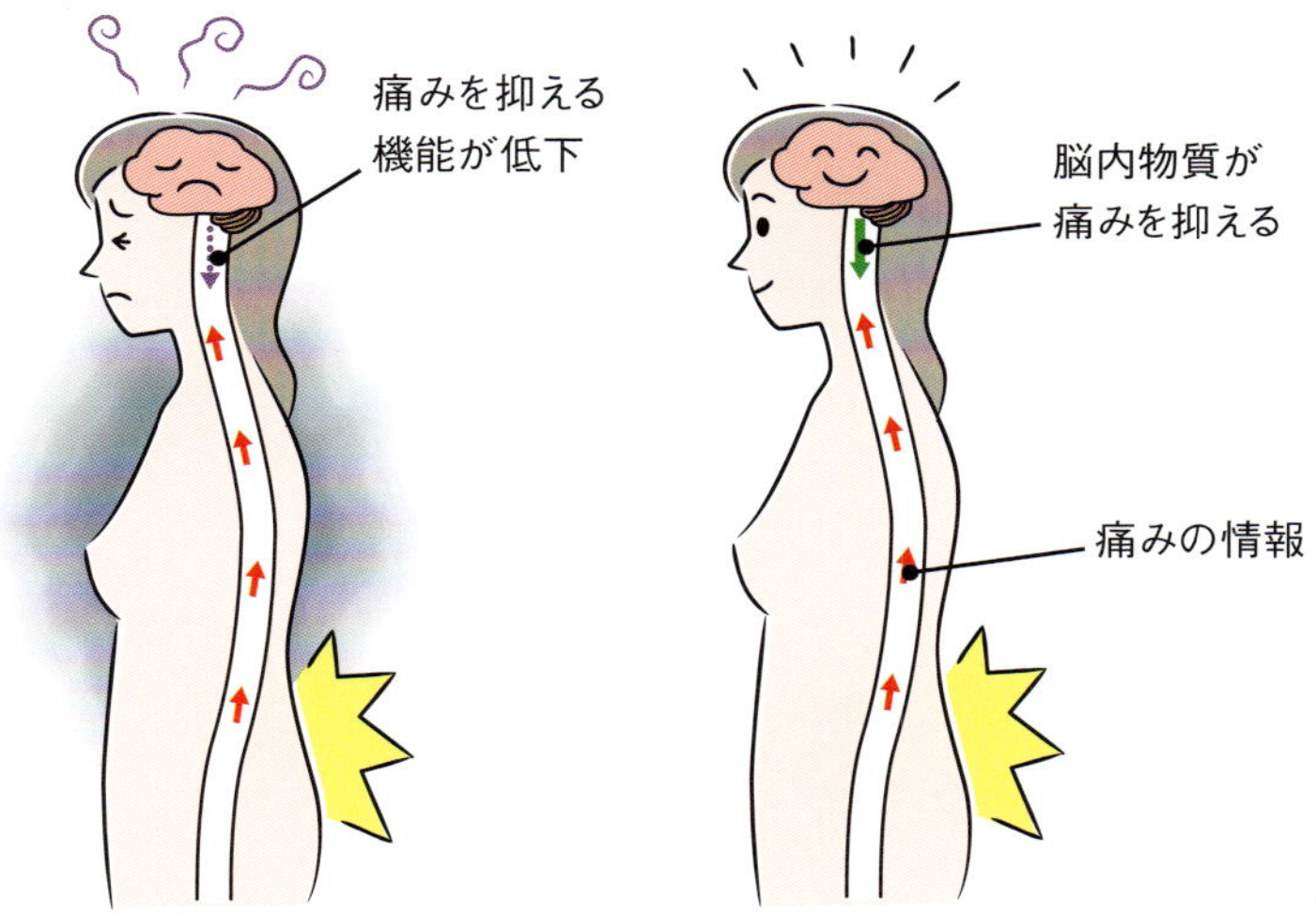
痛みを抑える
機能が低下
脳内物質が
痛みを抑える
痛みの情報

心理的ストレスによって痛みが出るメカニズム

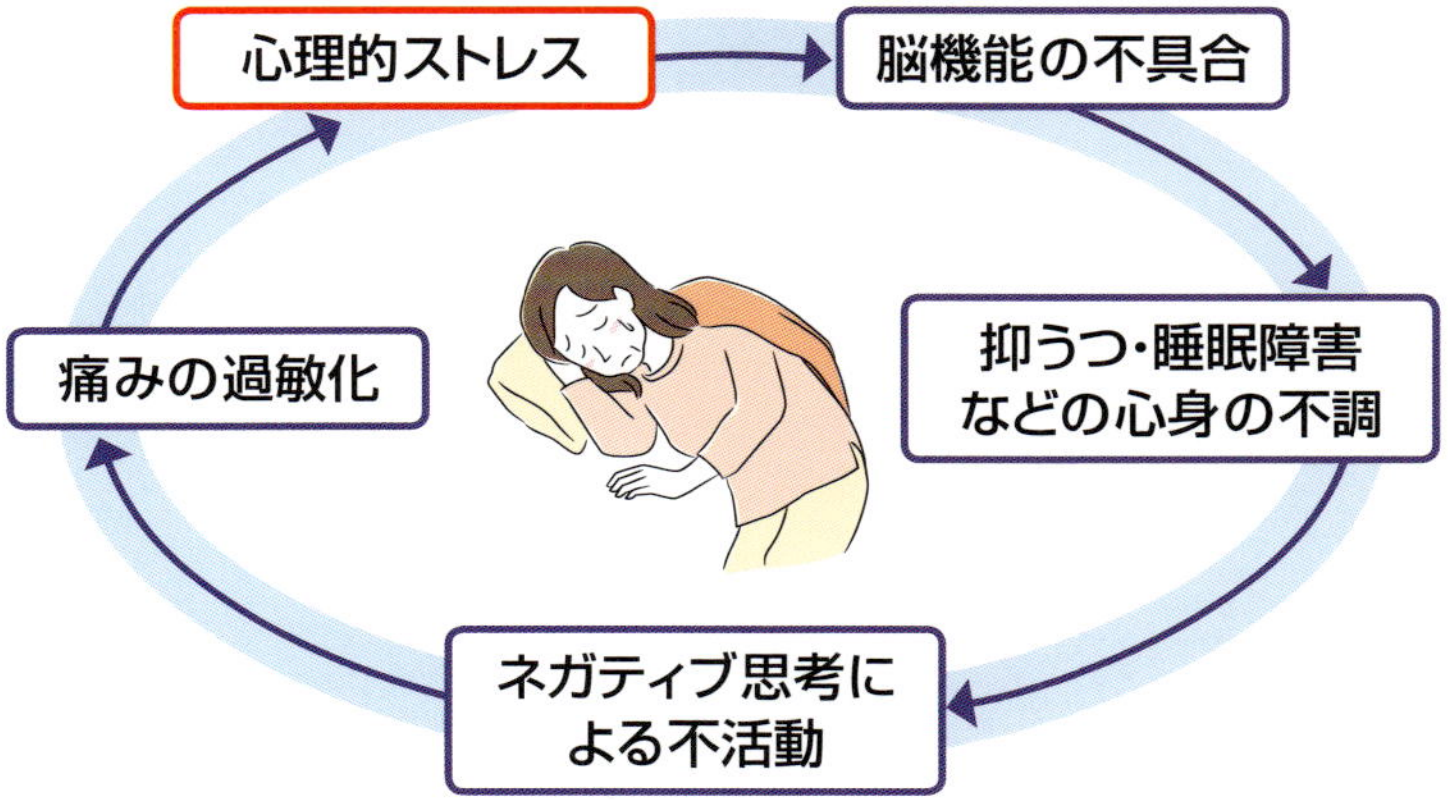
心理的ストレス
脳機能の不具合
抑うつ・睡眠障害
などの心身の不調
ネガティブ思考に
よる不活動
痛みの過敏化

自己効力感の低下と腰痛

「自己効力感」とは、簡単に言えば日常生活のさまざまな場面で「自分はできるはずだ！」と、どの程度思うことができるかという「自分に対する自信」のことを指す言葉です。自己効力感が高ければ、困難な場面でも「自分なら乗り越えられるはずだ」と考え、解決策を見出せるでしょう。しかし自己効力感が低い人では、すぐにモチベーション（やる気）が下がり、解決策を探すのをあきらめてしまいます。

実は、腰痛改善にもこの「自己効力感」が関わっています。腰痛を持つ方へのあるアンケート調査によると、腰痛の症状が重い人の方が軽い人よりも、自己効力感が低いことがわかっています。こうした自己効力感を高める方法には、①自分自身が達成経験をすること、②他人が達成している姿を見ること、③専門家などがモチベーションが高まる声がけをすること、が挙げられます。

自己効力感を高めるための３つのポイント

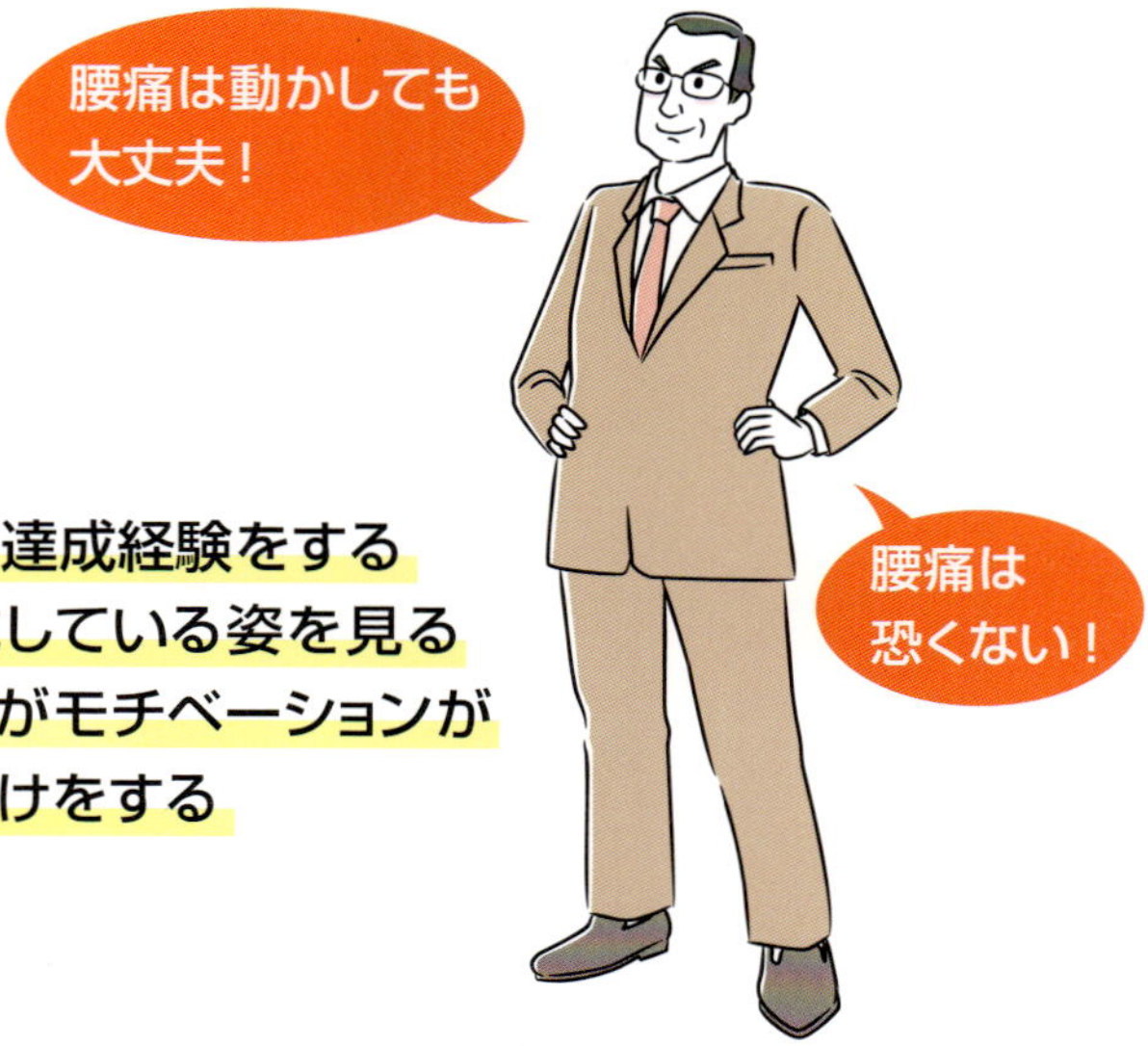

①自分自身が達成経験をする
②他人が達成している姿を見る
③専門家などがモチベーションが
高まる声がけをする

腰痛で苦しむ人を減らすことをめざすオーストラリアでは、国を挙げて大規模なメディアキャンペーンを行い、人々の意識を変えて腰痛でも活動的になる人を増やし、実際に腰痛による医療費を15％減らすことに成功しています。具体的には、腰痛の専門家や国内の有名人が腰痛の「正しい知識」を紹介しつつ、日頃から体を動かすことの大切さをテレビなどでくり返し訴えるというものでした。この手法は、腰痛で苦しむ方の自己効力感を高めるのにたいへん役立つ手法だったのだと考えられます。

心の問題は多重腰痛借金を抱えやすい

姿勢がやや前屈みになる「うつむく」という単語と、暗い気持ちを表す「鬱《うつ》」という単語には、直接的な言葉のつながりはないようですが、うつ病患者など、精神的な病気や問題を抱える方は、下を向いた猫背姿勢になりがちです。

前述した通り、猫背の姿勢では、「筋への腰痛借金」と「背骨への腰痛借金」が増えてしまいます。これに加えて心の問題を抱えている方は「心の腰痛借金」を増やすことにもなり、脳機能の不具合（51ページ）が生じれば、治るはずの腰痛も治りにくくなってしまいます。こうして、複数の腰痛の原因を抱えた状態は、負債を多く抱えた「多重腰痛借金」の状態だと言えるでしょう。

では、よい姿勢の場合はどうでしょう？　まず、先述の「筋への腰痛借金」と「背骨へ腰痛借金」を減らせることは間違いありません。

心の健康状態は腰痛にも大きく影響する

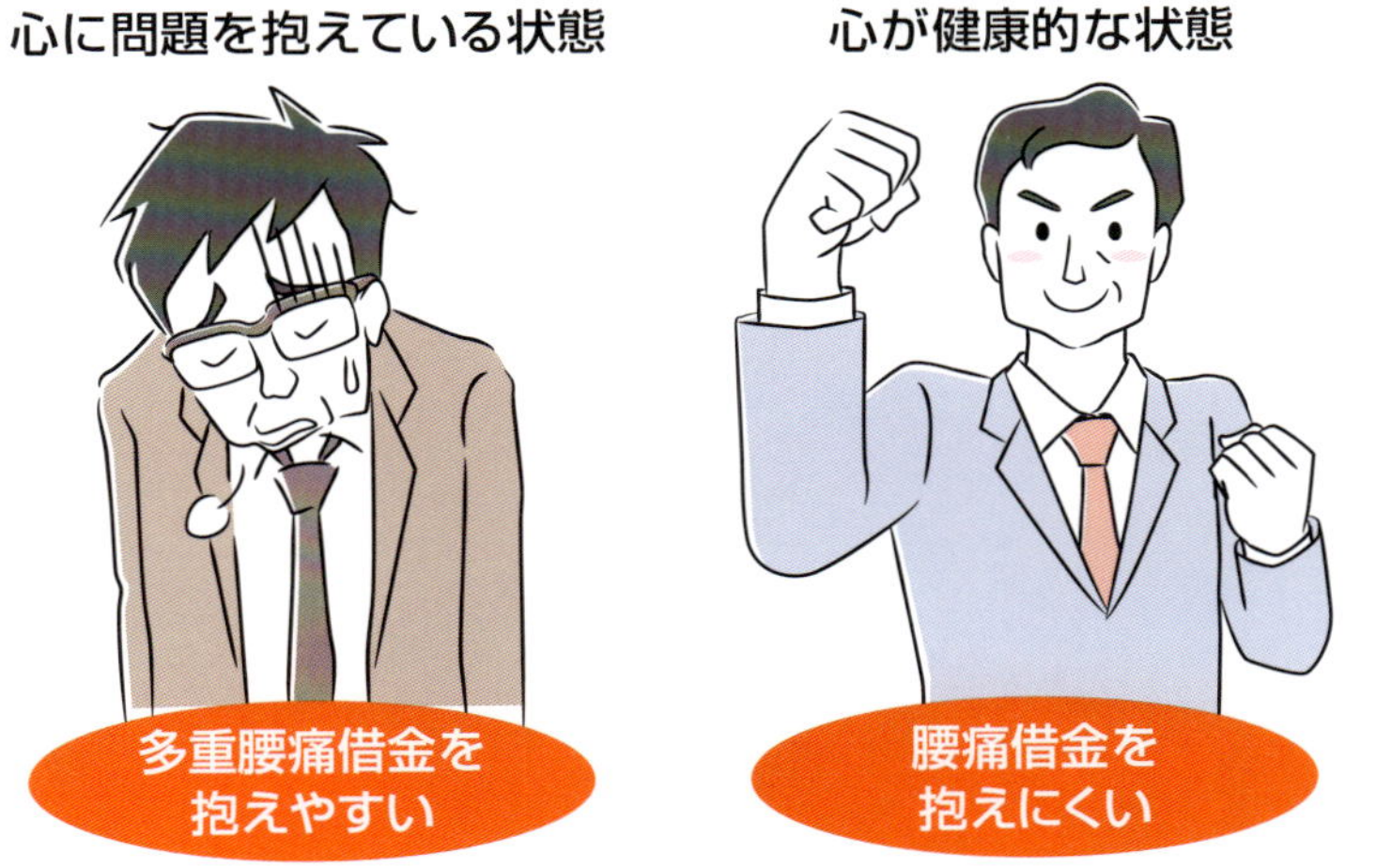
心に問題を抱えている状態
心が健康的な状態
多重腰痛借金を抱えやすい
腰痛借金を抱えにくい

そして「心の腰痛借金」に関しては昨今、姿勢のよし悪しに関し、興味深いことがわかっています。実はよい姿勢の人の方が、悪い姿勢の人に比べ、自尊心や気分が高まり、ストレスへの抵抗力が高くなる可能性があるというのです。

もちろん、姿勢を正すだけでうつ病が完治するとまでは言えません。しかし、よい姿勢を意識することで、「自尊心」や「自己効力感」（54ページ）を高め、少なくともポジティブな気持ちに転換するきっかけにはなるはずです。

「多重腰痛借金」を抱えてしまわないよう、98ページから解説している具体的な「よい姿勢」を少しずつ実践していきましょう。

他の関節にも影響する腰痛借金

腰痛が発症すると、体は腰をかばって動作するようになり、他の関節にも影響を与えてしまいます。ここでは、その中でもとくに影響が出やすい、ひざと肩・首の関節について解説していきます。

腰痛借金とひざ痛借金

「腰痛を持つ人はひざ痛になりやすく、ひざ痛を持つ人もまた腰痛になりやすい」ということは、近年医学的にも指摘されています。

たとえば、ケガや病気によって腰痛を発症し、無理をしてその痛みをかばう悪い姿勢で歩き続けた結果、ひざ痛を併発してしまうという中高年の方をよく見かけます。

では、腰痛が原因となるひざ痛の発症例をくわしく見てみましょう。

まず、腰痛を発症すると、その痛みを回避するために、体が傾きがちになります。体が傾くと全身のバランスを取るため、ひざを曲げたままの状態で歩くようになります。そして、ひざを曲げたまま歩き続けると、常にひざ関節周辺の筋を使っている状態になってしまいます。この状態が続くことによって、ひざ関節には常に大きな負担がかかり、次第にひざが痛むようになるのです。

逆に、ひざ痛持ちの場合には、ひざの痛みをかばうため、上半身を前に傾けて歩いてしまいます。上半身を前に傾けたまま歩くと、前屈み姿勢により背筋が収縮し、椎間板を押しつぶす力を高めてしまうことにもなり、その結果、腰痛も起こりやすくなります。

このように、実は腰痛借金が増えることは、知らず知らずのうちにひざ痛借金も増やしてしまうという側面もあるのです。また、腰痛・ひざ痛の両方の借金を負ってしまうと、返済先（治さなければならない患部）も2か所に増え、腰痛借金だけの場合に比べ、借金完済までの難易度も一段と高くなります。

ひざをかばうために
腰を曲げている姿勢

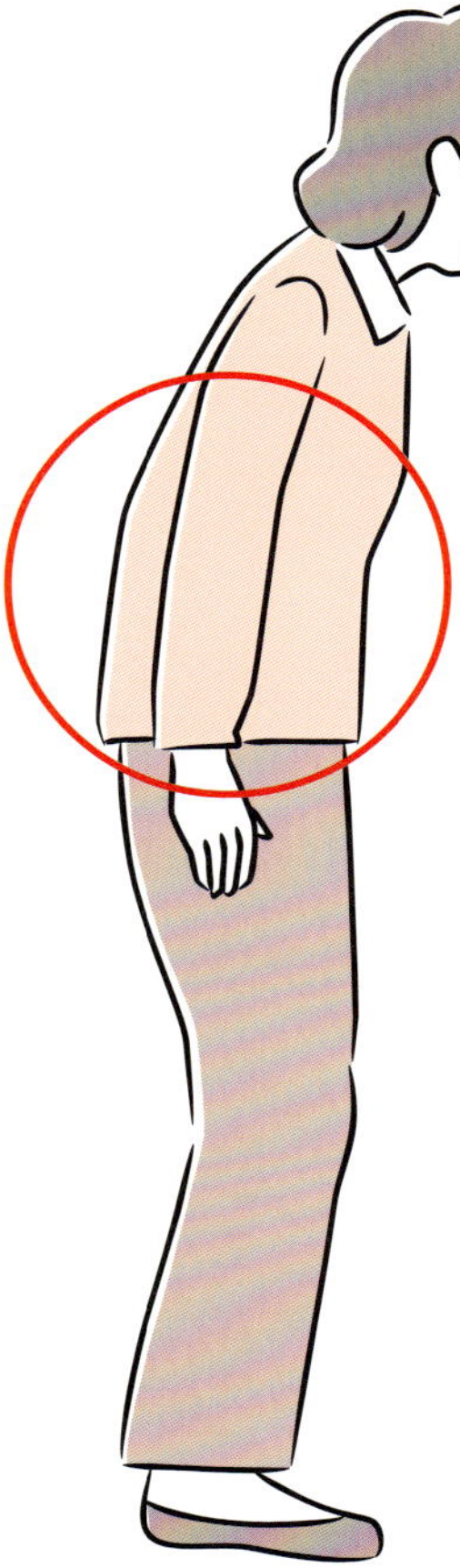

ひざ痛をかばうために上半身を前に傾け、前屈み姿勢になることで腰に負担がかかってしまっている

腰をかばうために
ひざを曲げている姿勢

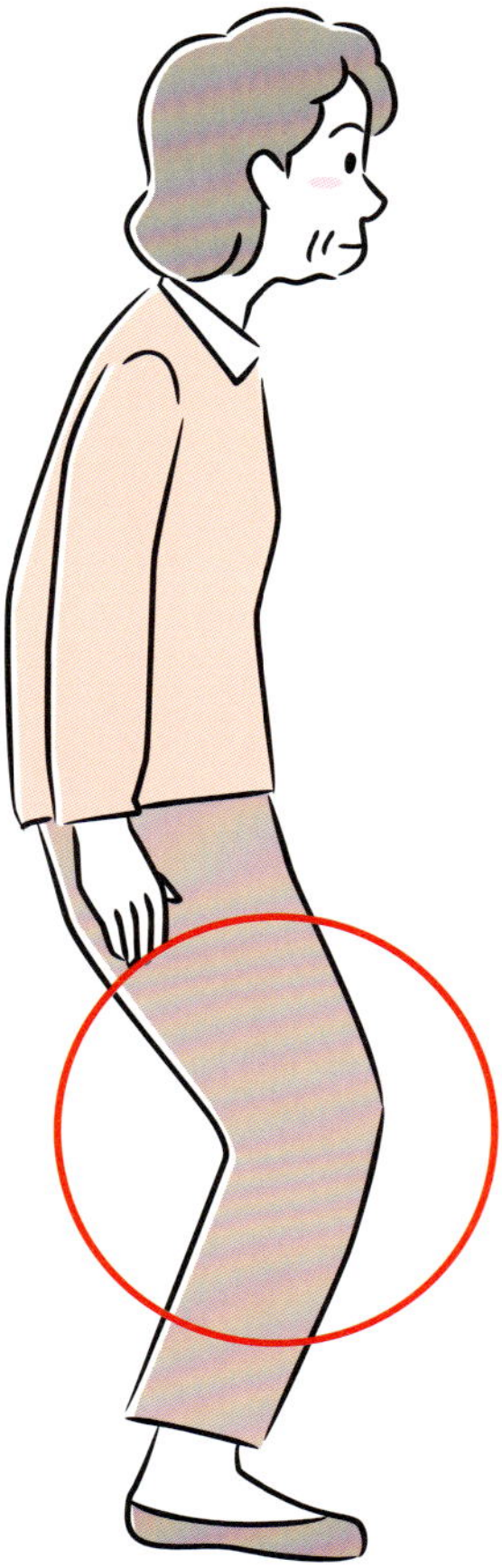

腰痛をかばうために体を傾け、全身のバランスを取るためひざを曲げたままになってしまっている

腰痛借金と肩痛・首痛借金

ひざ痛以外にも、腰痛に大きく関わる痛みの症状があります。それは腰痛と並ぶほど悩める方が多いであろう「肩痛」、そして「首痛」です。

肩痛の代表的な症状として、「五十肩」があります。具体的な症状としては、肩を動かしたときに肩から腕にかけて痛んだり、肩や腕を上げられないといった状態です。五十肩は、運動不足や肩の使いすぎで起きる症状だと思われがちですが、実は姿勢とも密接に関係しています。

肩関節の良好な動きは、肩甲骨が背中の上部でスムーズに動くことで可能になります。肩甲骨がスムーズに動くのは、背筋がほどよく伸び、正しい姿勢になっているときです。しかし、背中が丸まり悪い姿勢になっている場合は、肩甲骨が外側に移動してしまい、スムーズに動かすことが難しくなります。

悪い姿勢は肩痛・首痛にもなりやすい

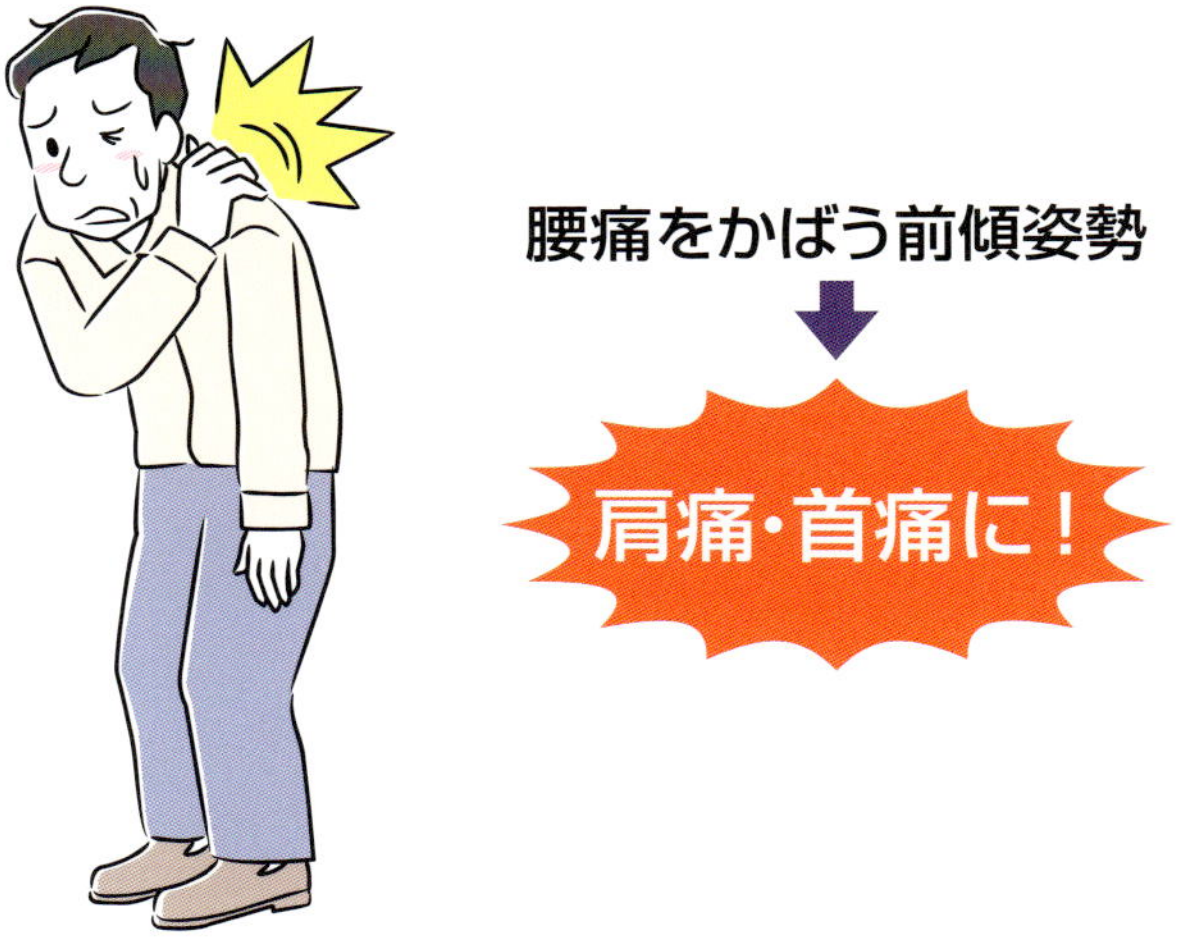

この状態で肩を無理に動かそうとすると、肩関節に負荷がかかり、肩痛が起こりやすくなります。五十肩で、肩が痛んだり、腕を上げられないなどの症状はこうして起きるのです。

腰痛のため腰をかばった、前屈みの悪い姿勢のまま、仕事や家事などで肩関節を使い続けると、ひざと同じように肩への負担が蓄積されてしまいます。首も同様です。この蓄積こそが「肩痛・首痛借金」です。この借金が増え続けると、いずれ肩痛・首痛として症状に現れてきます。

逆に言えば、肩痛・首痛もひざ痛と同様に、腰痛借金を返済すれば改善する可能性もあるというわけです。

第4章

腰痛持ちをやめるためのトレーニング

腰痛体操で腰痛借金を完済しよう！

これだけ体操®

わずか3秒で、知らないうちに溜まっていた「腰痛借金」を返済する運動が「これだけ体操®」です。

くわしい方法は左ページで説明しますが、簡単に言うと、両手をお尻に当て、ひざを曲げずにあごを引き、しっかりと骨盤を前へ押し込む動きです。正しいフォームで実践すれば、後ろにずれた髄核を正しい位置（椎間板の中央）に戻すことができます。毎日くり返すことで、痛みへの恐怖や不安を取り除き、緊張してコリ固まっていた背中の筋肉の血流も改善されるので、すべてのタイプの腰痛借金に有効な可能性があります。

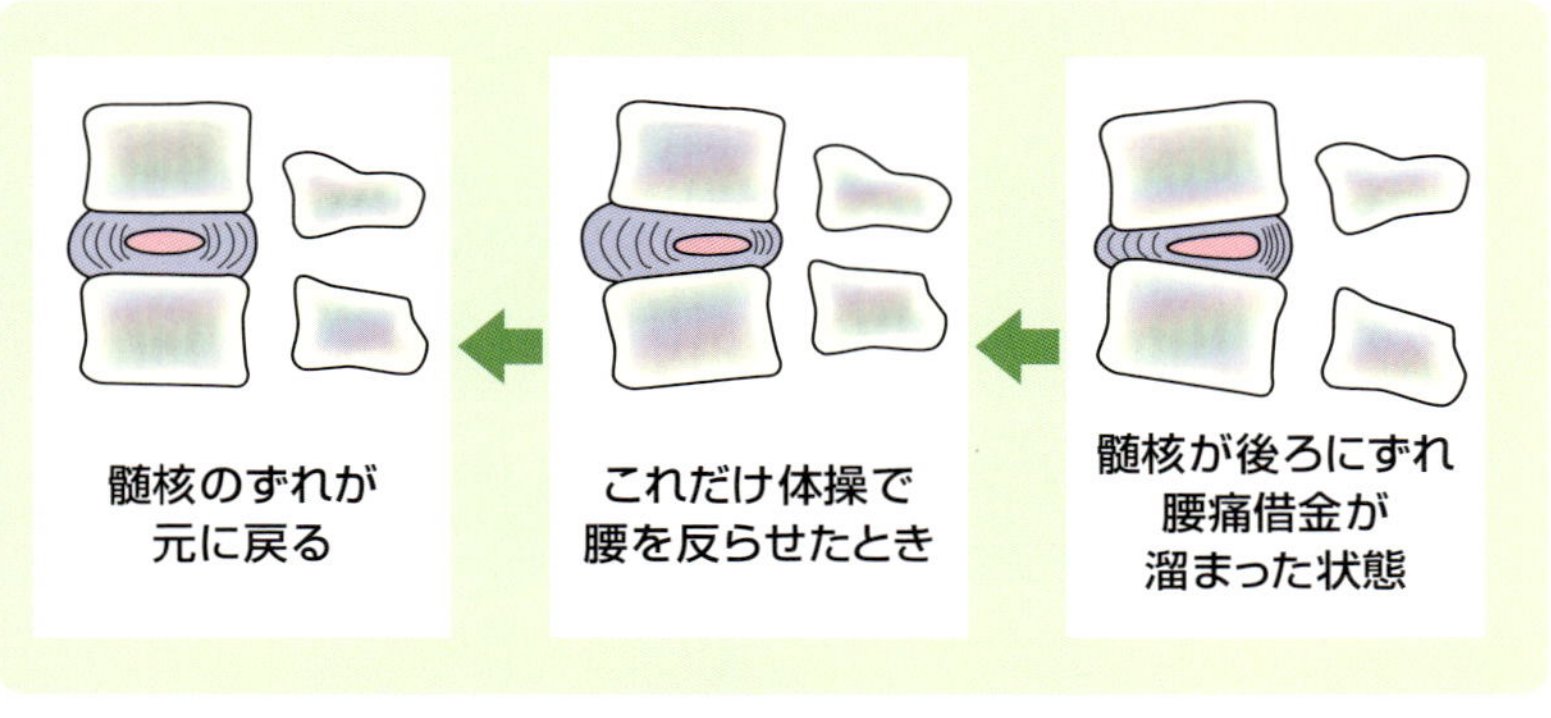

髄核が後ろにずれ
腰痛借金が
溜まった状態
これだけ体操で
腰を反らせたとき
髄核のずれが
元に戻る

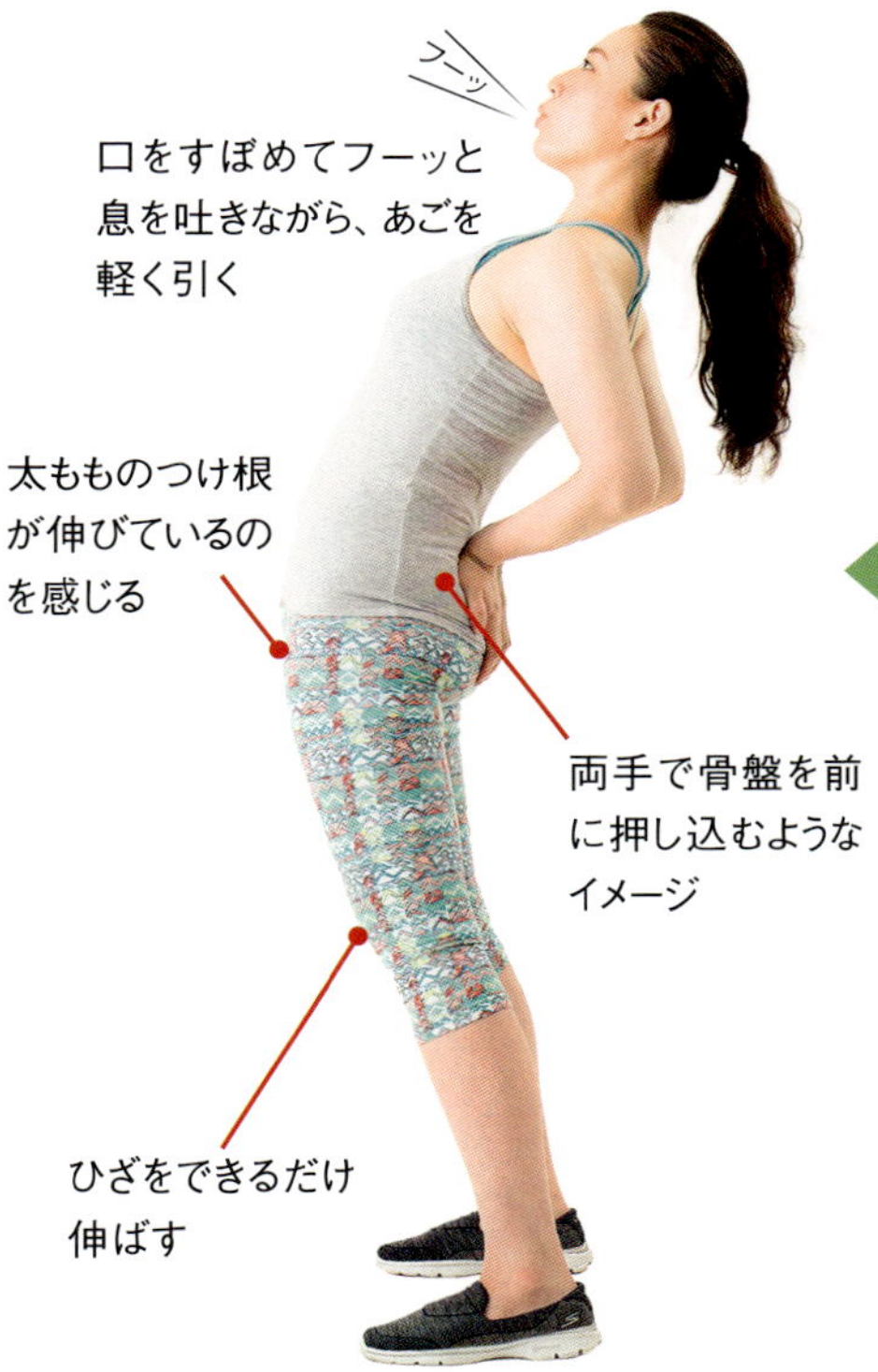
フーッ
口をすぼめてフーッと息を吐きながら、あごを軽く引く
太もものつけ根が伸びているのを感じる
両手で骨盤を前に押し込むようなイメージ
ひざをできるだけ伸ばす

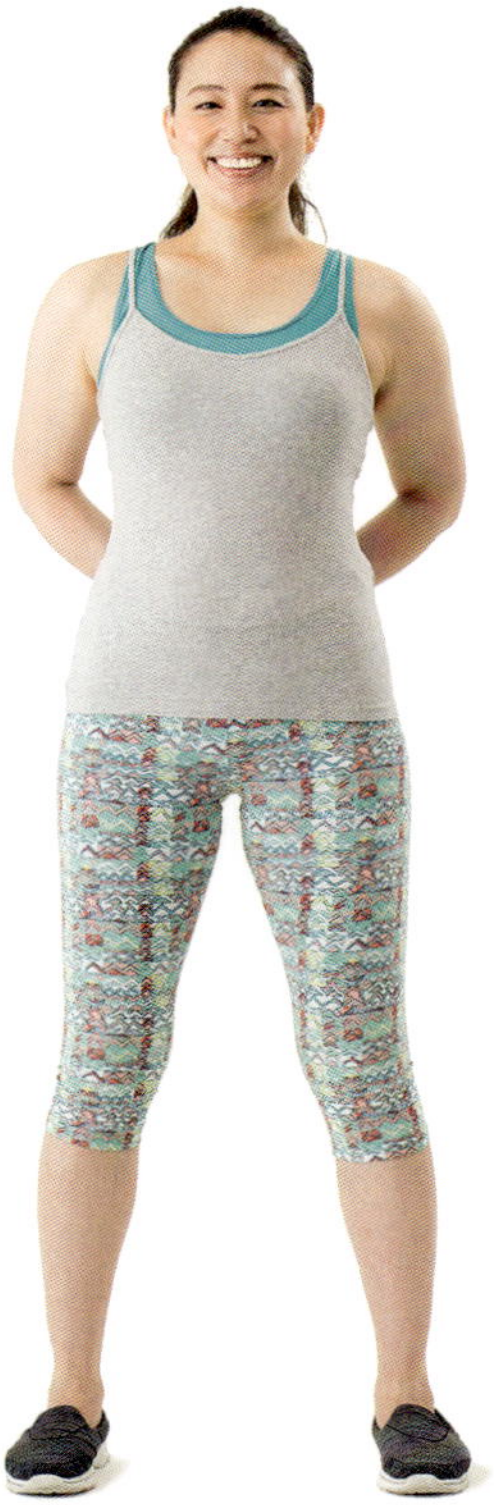

予防
反らして3秒間 ×1〜2回

治療
反らして3秒間 ×10回

徐々に押し込みを強めていく

1 足は**平行に、かつ肩幅より少し広めに**開いてリラックスして立ち、両手をお尻に当てる

2 息を吐きながら骨盤を押し出し、「イタ気持ちいい」と感じるところまでしっかり反らせる

3 腰を反らした姿勢を3秒間キープしたら、ゆっくりと上体を元に戻していく

ワンポイントアドバイス

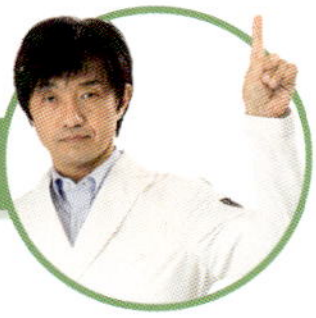

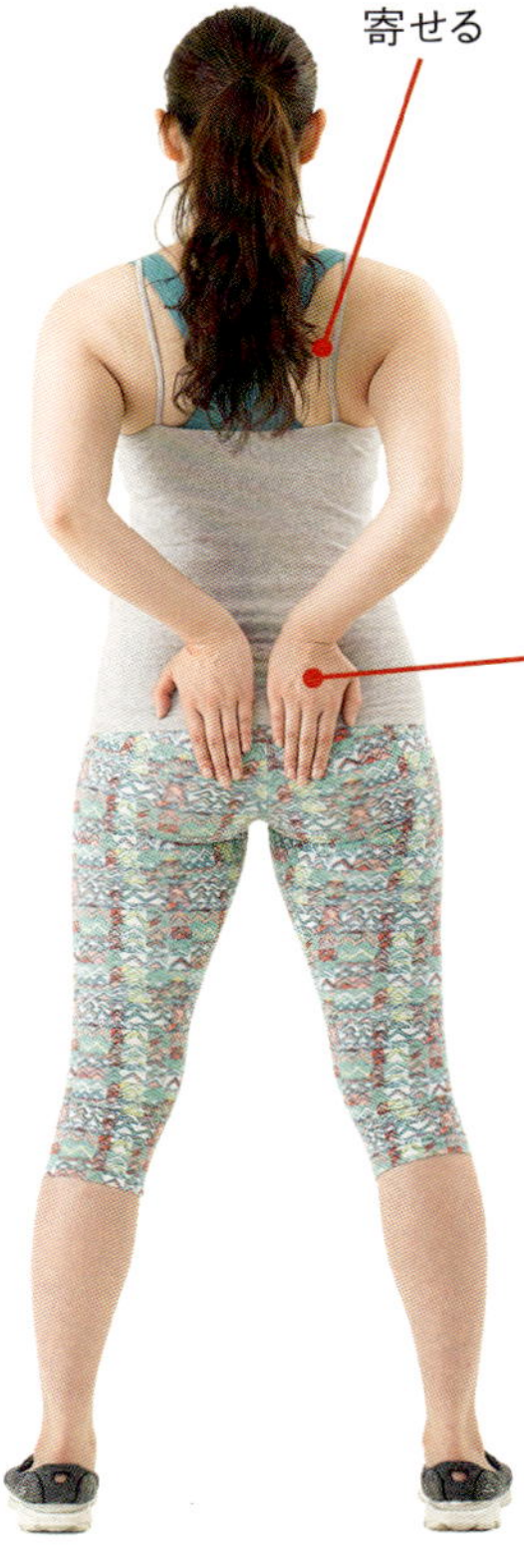
胸を開き肩甲骨を
寄せる
両手はお尻の上に。
腰に当てないように
注意

骨盤のすぐ上と太もものつけ根が同時にストレッチされていると感じられればOK

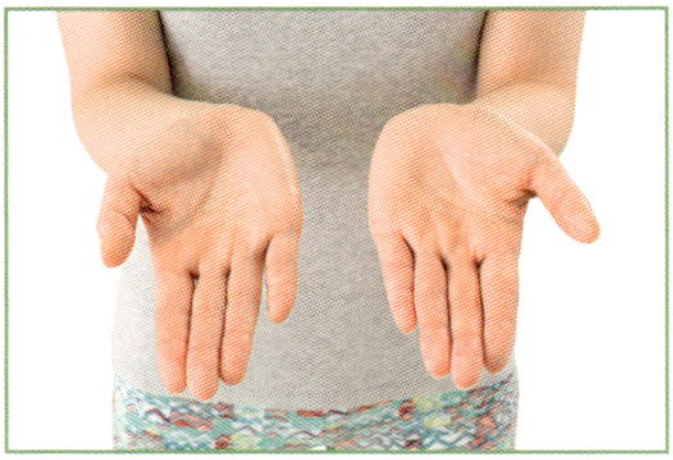

両手のひらは、できるだけ小指までそろえるようにする

腰の反らし加減は、腰痛持ちの方はちょっと痛くて怖いなと思うところまで、感覚で言うと「イタ気持ちいい」くらいがちょうどいいでしょう。ただし、体操によってお尻から太ももにかけて痛みやしびれを感じた場合は、すぐに中止してください。

※　肩が痛い方は無理のない範囲で手をお尻に当てるようにしてください

注意 NG姿勢の典型例

1 若い女性に多い

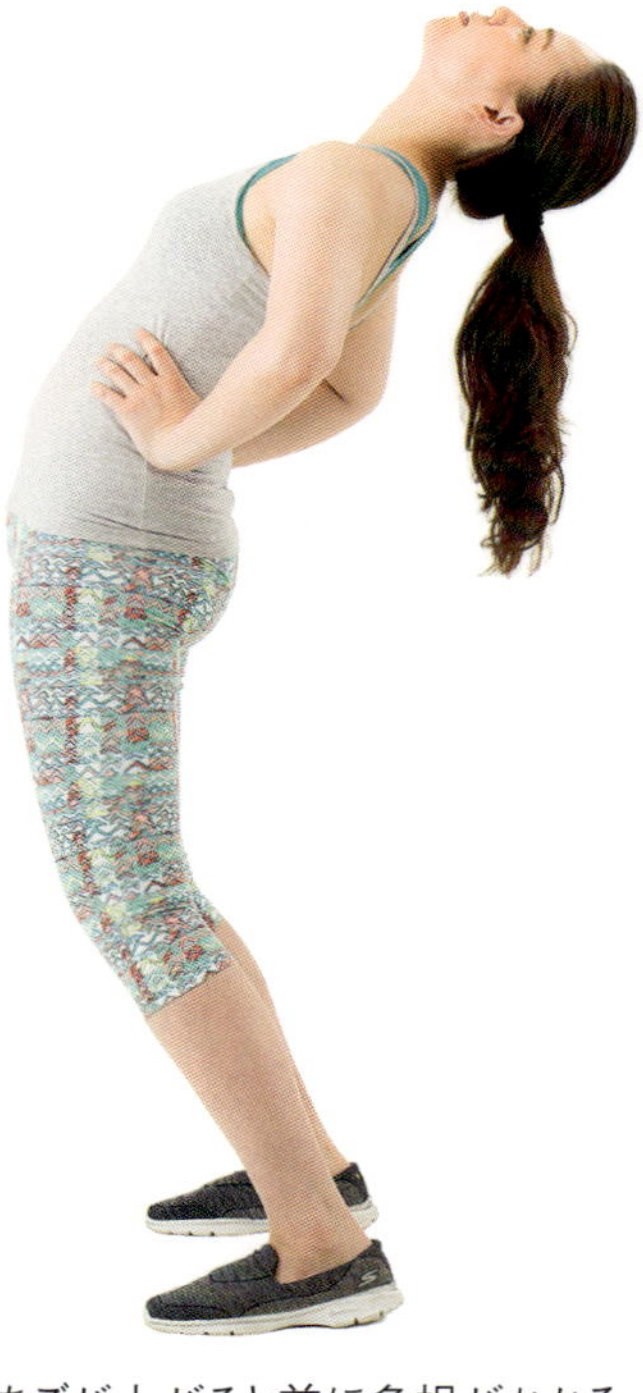

あごが上がると首に負担がかかる。
腰に親指をかけて押しているので、
腰の上方で反ってしまっている

2 年配の男性に多い

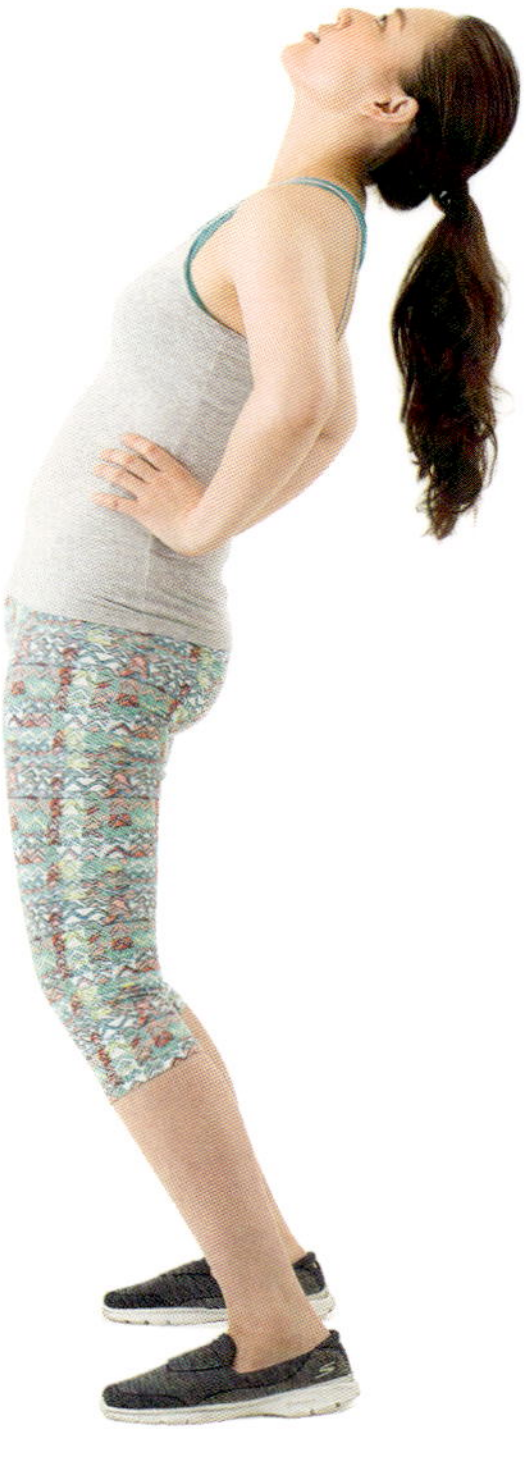

あごが上がり、さらにひざが曲がって
ゆるんでいるので、腰がほとんど反
れていない

※　うまく腰が反れない方（とくにご高齢の方）は、71ページの壁を使った「これだけ体操」
にトライしてみてください

これだけ体操

横に曲げるバージョン

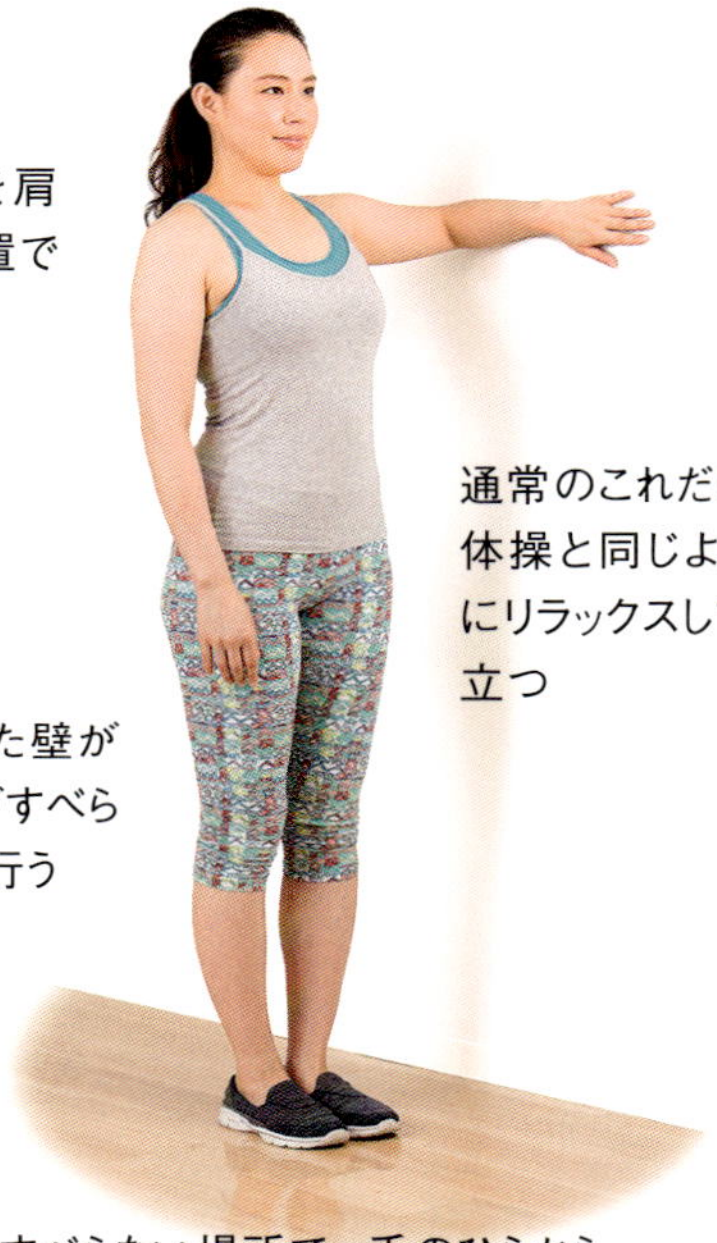

ひじから先を肩の高さの位置で壁につく
通常のこれだけ体操と同じようにリラックスして立つ
必ず安定した壁があり、足元がすべらない場所で行う

1 足元がすべらない場所で、手のひらからひじまでを肩の高さの位置で壁につく

人は日常生活の中で、イスで足を組んだり、片脚に重心をかけて立つなど、知らず知らずのうちに左右のバランスをくずしてしまうクセがあるものです。ところが、その状態を続けていると、体の左右にゆがみが生じ、腰痛の「横借金」が溜まってしまいます。この体操は、「横借金」を解消する効果があります。3日に1度くらいのペースで左右のバランスをチェックするようにして実践すると、痛みの解消と予防に役立ちます。

左右5秒間ずつ5回
（徐々に手の押し込みを強く）
×
2〜3日に
1セット程度

2 両足を最初に置いた位置から2倍くらい離れた位置に移動し、もう片方の手を腰（骨盤）に当てる

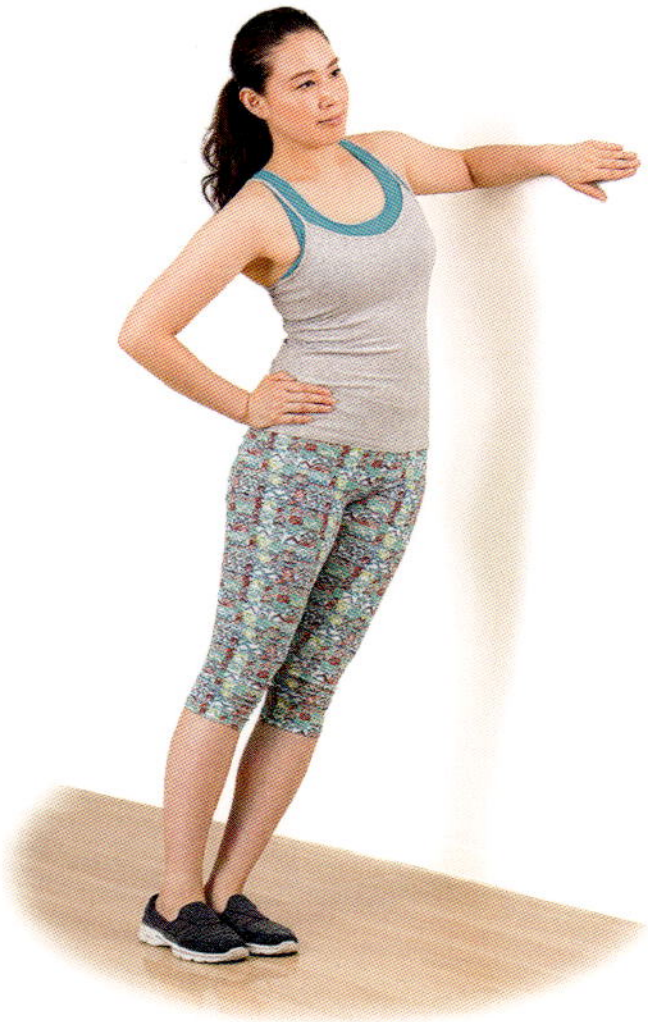

3 息を吐きながら、痛みをガマンできるところまでゆっくりと体をくの字に曲げていき、5秒間キープする

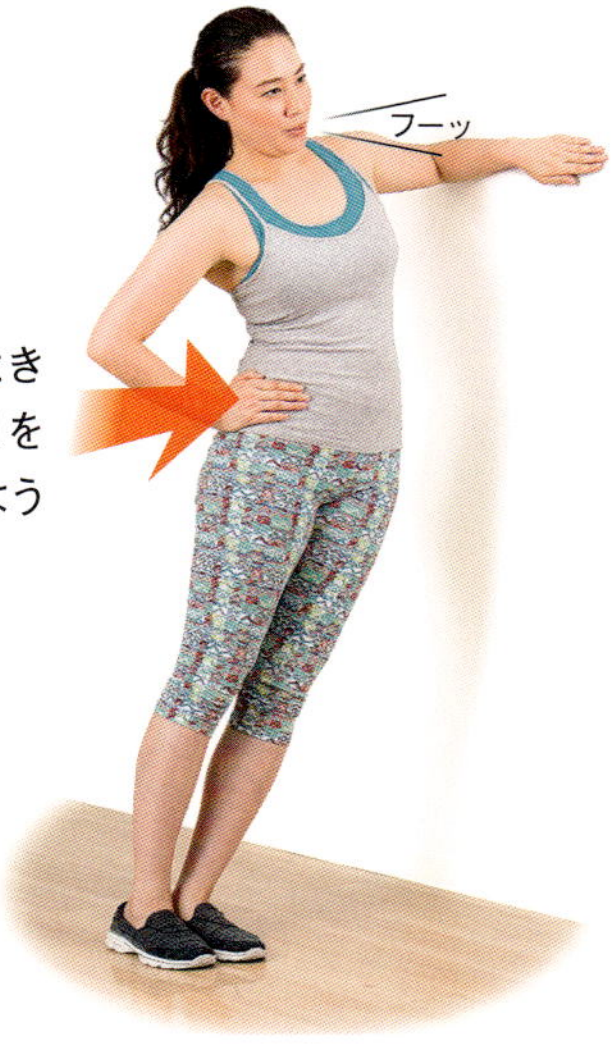

元へ戻るときはバランスをくずさないようゆっくりと

横からチェック！

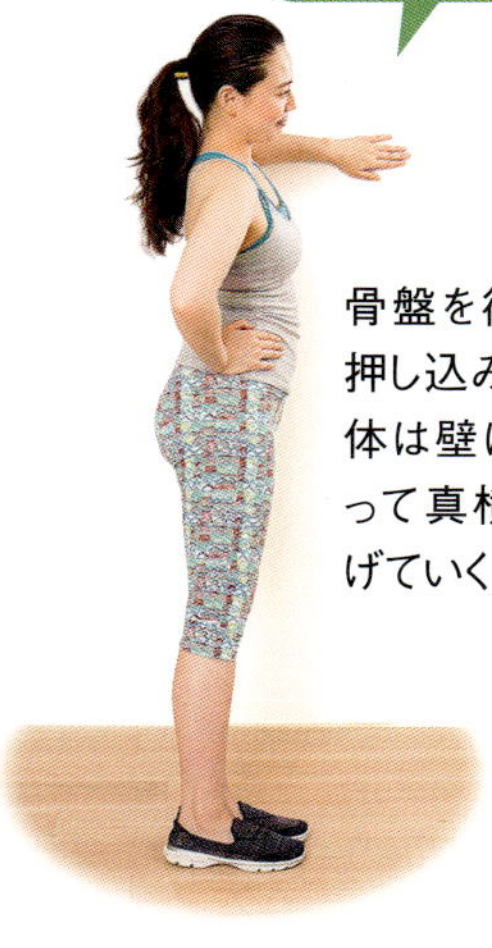

骨盤を徐々に押し込みつつ、体は壁に向かって真横に曲げていく

ワンポイントアドバイス

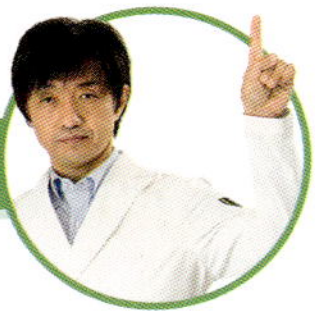

体を曲げる際、腰に当てた手（指先は下向きではなく横向きで）は骨盤を横に押し込むイメージで

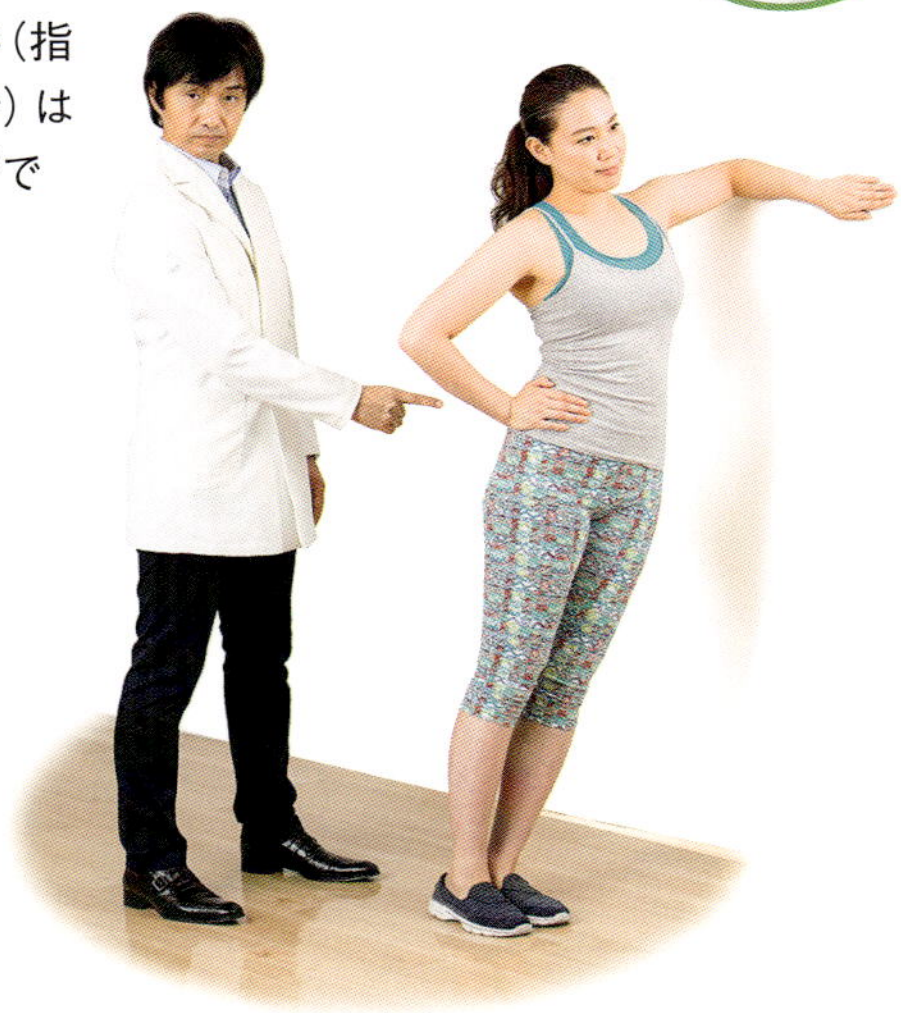

あごを軽く引いて、正面を見るように、体が前後にずれてしまわないように注意

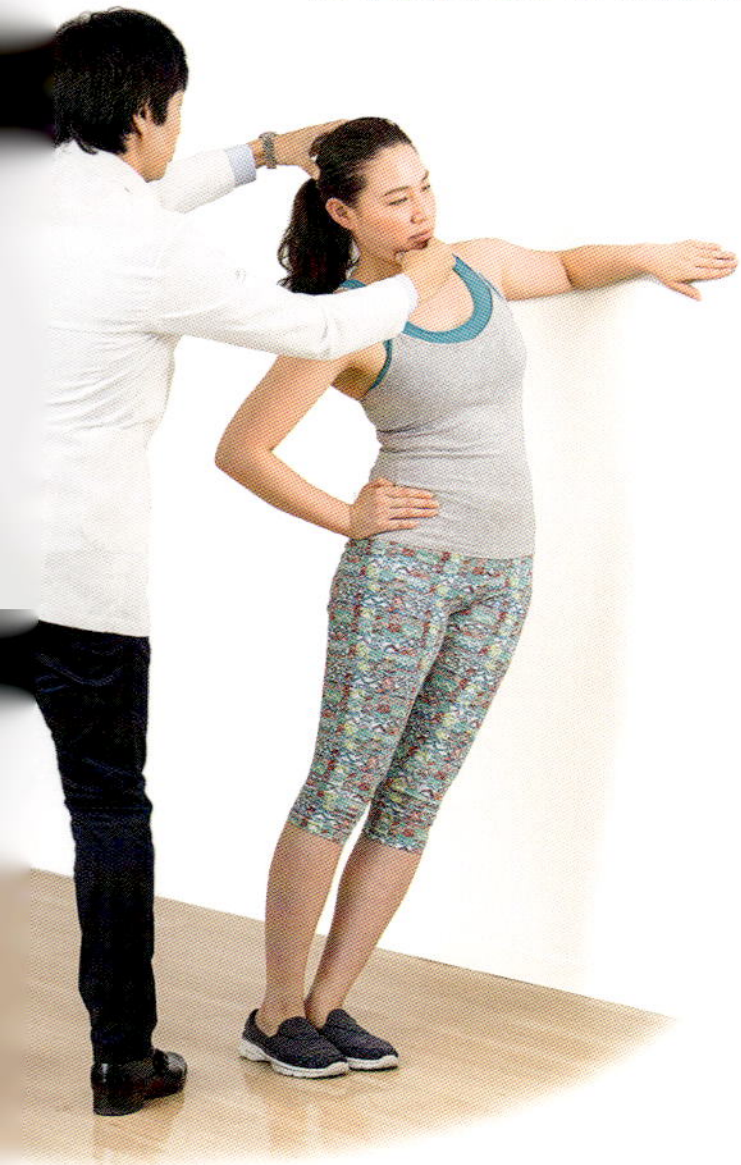

横バージョンは、軽いギックリ腰を起こしたときにも効果的です。軽いギックリ腰では、腰を反らせたり、前屈みになることもある程度できる場合があります。そんなときはギックリ腰の原因が横方向のずれの可能性があるので、このメニューを試してみるとよいでしょう。

※　雪かきの後にも役立ちます

壁を使った「これだけ体操」の別バージョンも効果的！

通常のこれだけ体操は、両手をお尻に当てて腰を反らせていくが、難しい場合は壁を使って腰を反らせると効果的

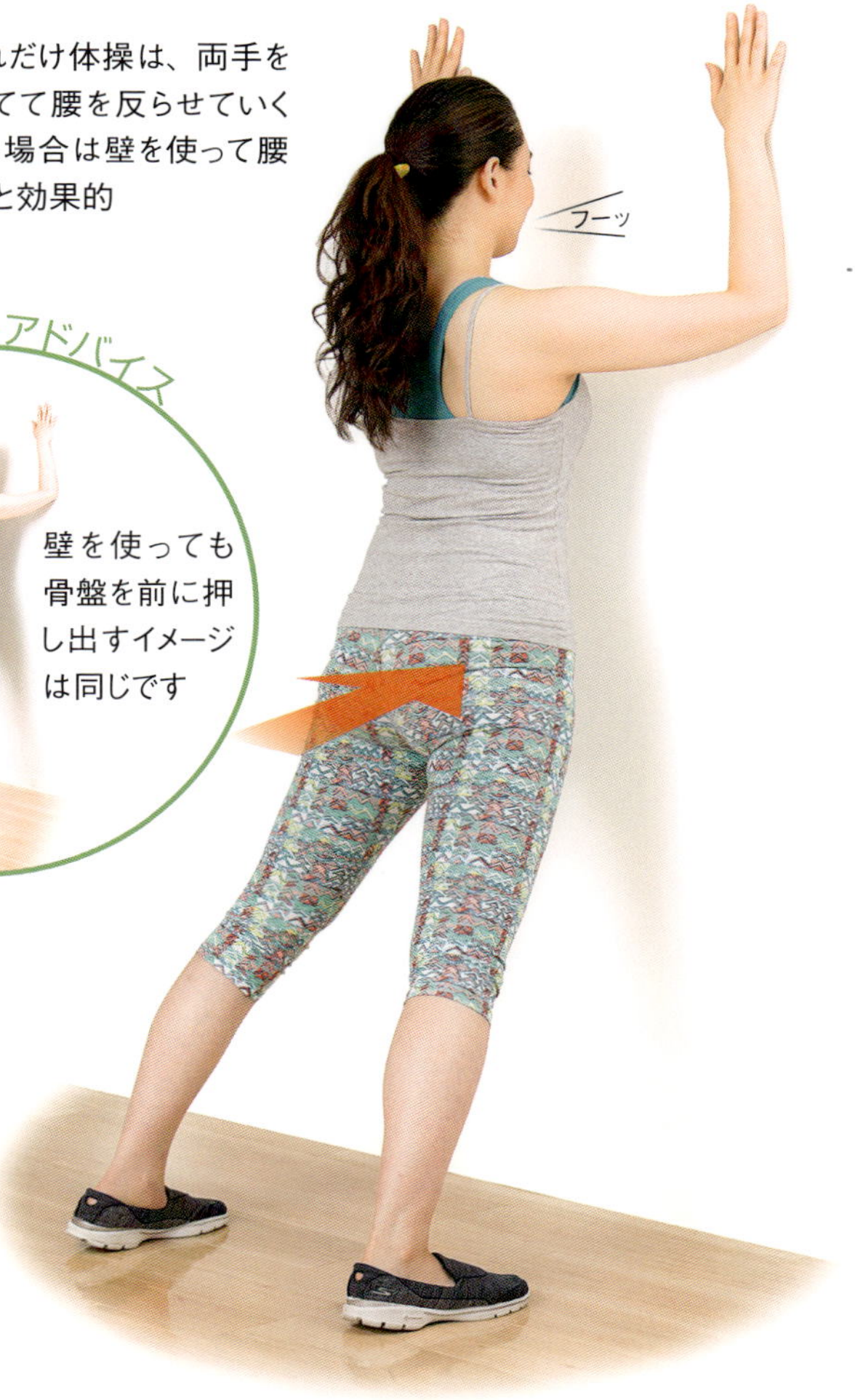

ワンポイントアドバイス

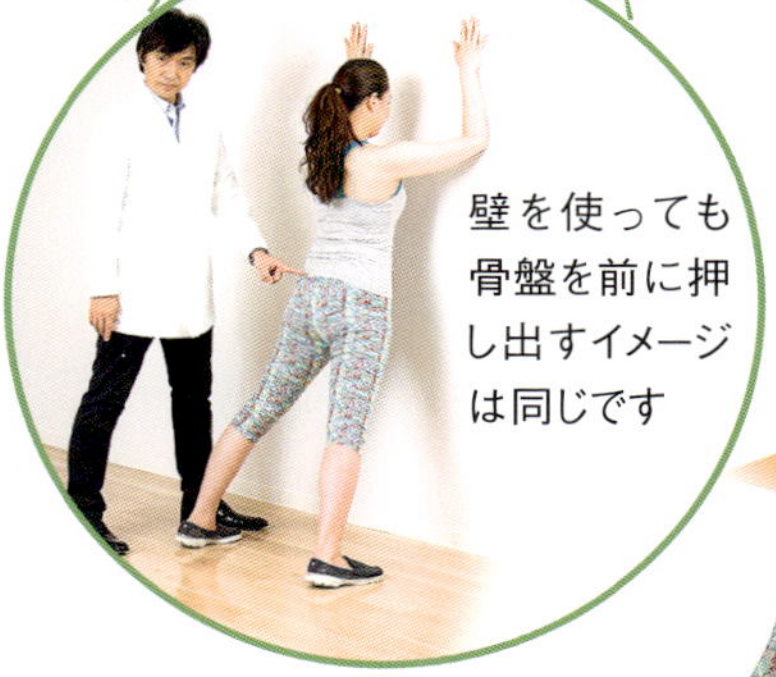

壁を使っても骨盤を前に押し出すイメージは同じです

※　すべらない場所で、安定した壁を利用して行ってください

これだけコア

1 仰向けに寝て、軽く足を開いて
ひざを立てる。体はムダな力を
入れずリラックスさせる

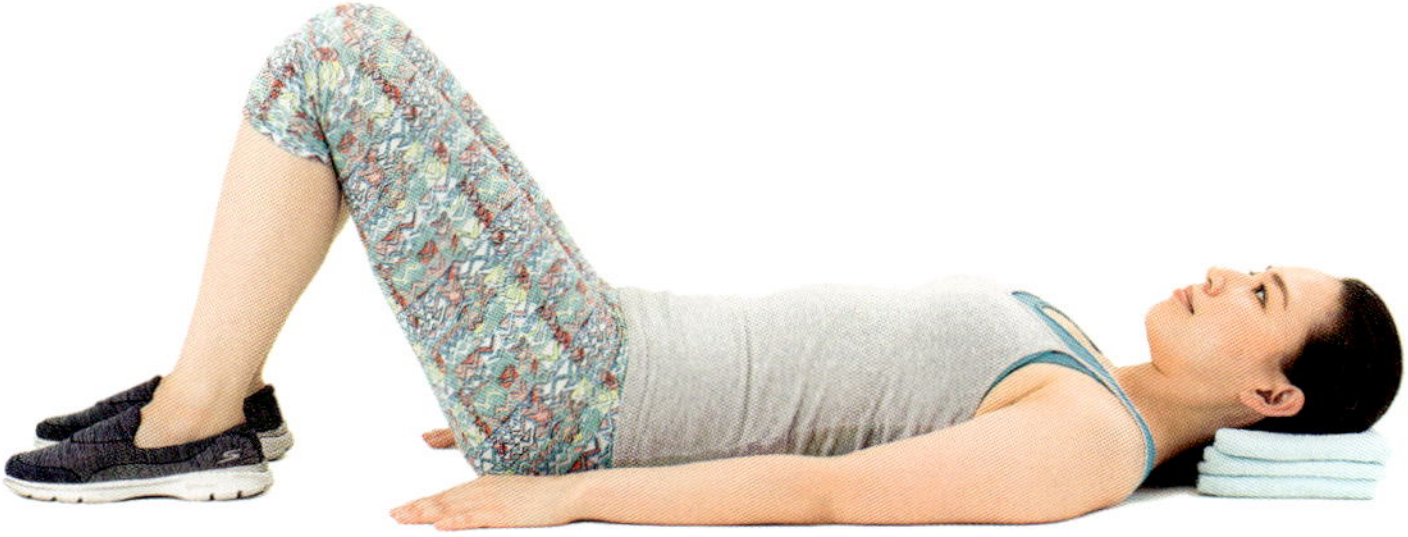

「これだけコア」は、腰を浮かせて両脚でブリッジをしてから、片方の足を上げてもう一方の足に乗せます。コアマッスルと呼ばれる腹横筋の厚みが増すと同時に、股関節のストレッチにもなり、バランス感覚のアップにも役立ちます。

1セット
左右10秒間ずつ
×
1日合計
3分間

※ 慣れてきたら1セットの時間を
20秒間、30秒間と伸ばす

2 あまり力を入れずに、骨盤が自然に上がっていくような感覚で腰を浮かせる

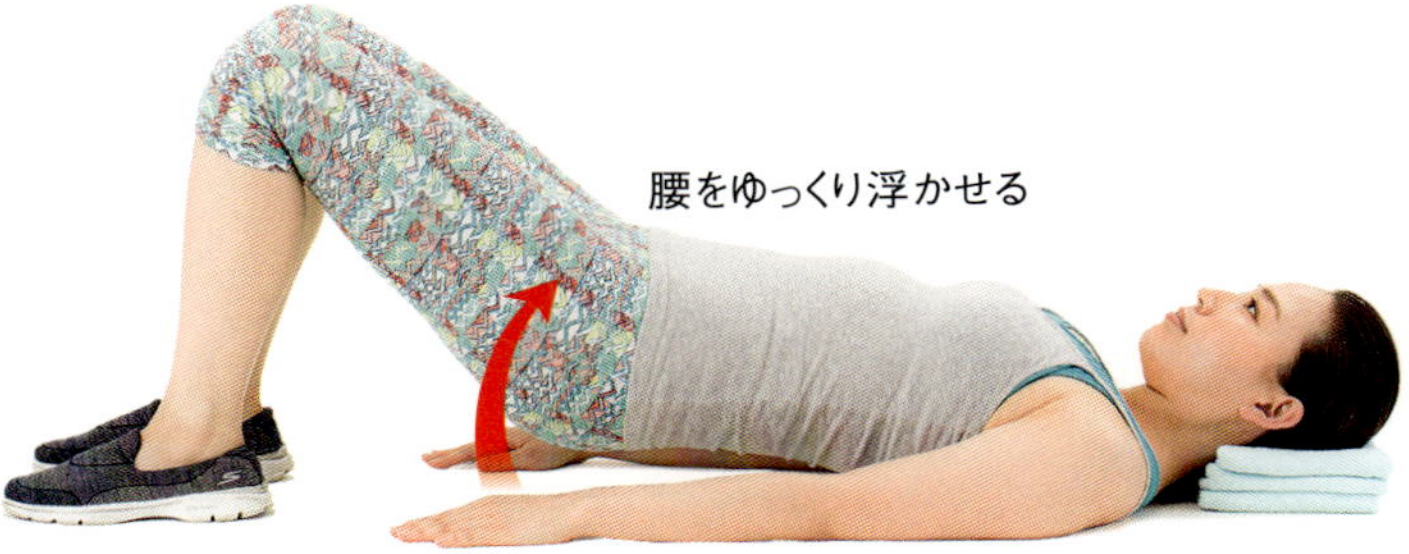
腰をゆっくり浮かせる

3 腰を浮かした状態で、片方の足をもう一方の足のひざ上あたりに乗せ10～30秒間キープ

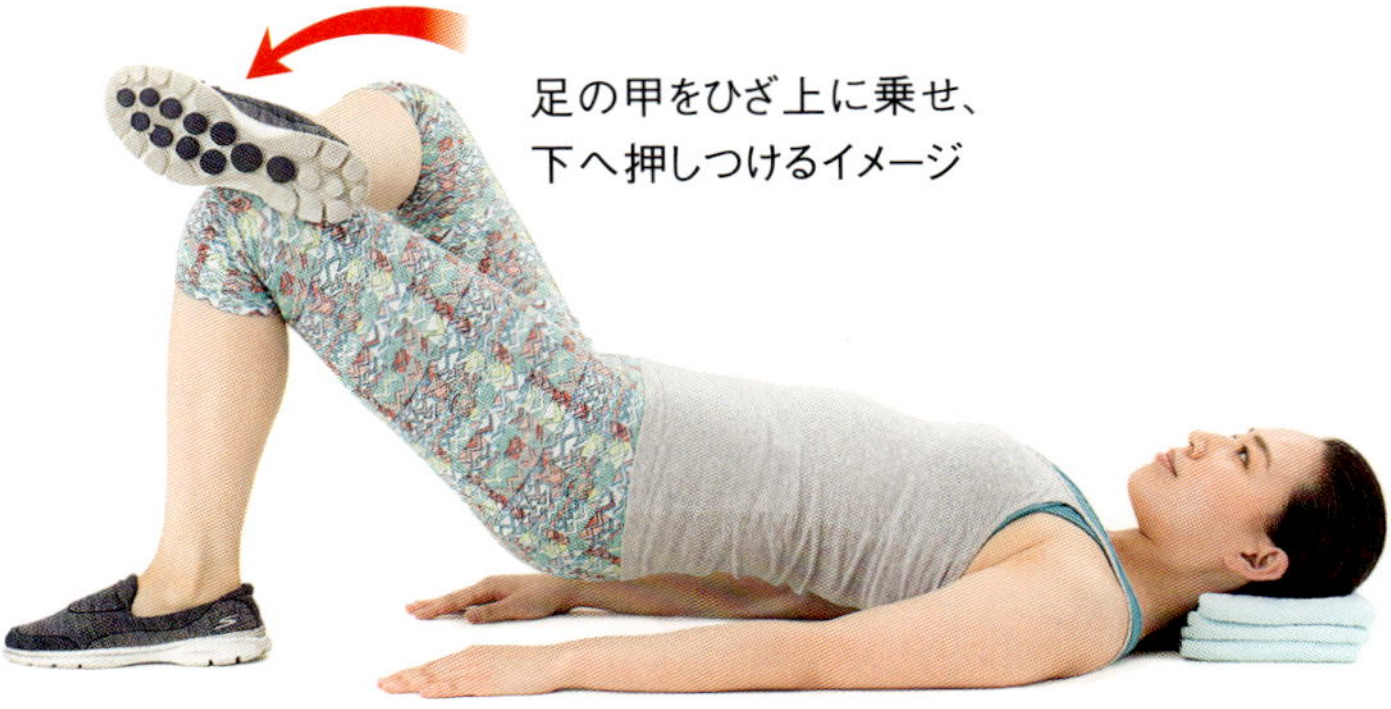
足の甲をひざ上に乗せ、
下へ押しつけるイメージ

4 左右のバランスを整えるため、足と腰を一旦戻して、反対の足でも同じこと（手順1～3）を行う

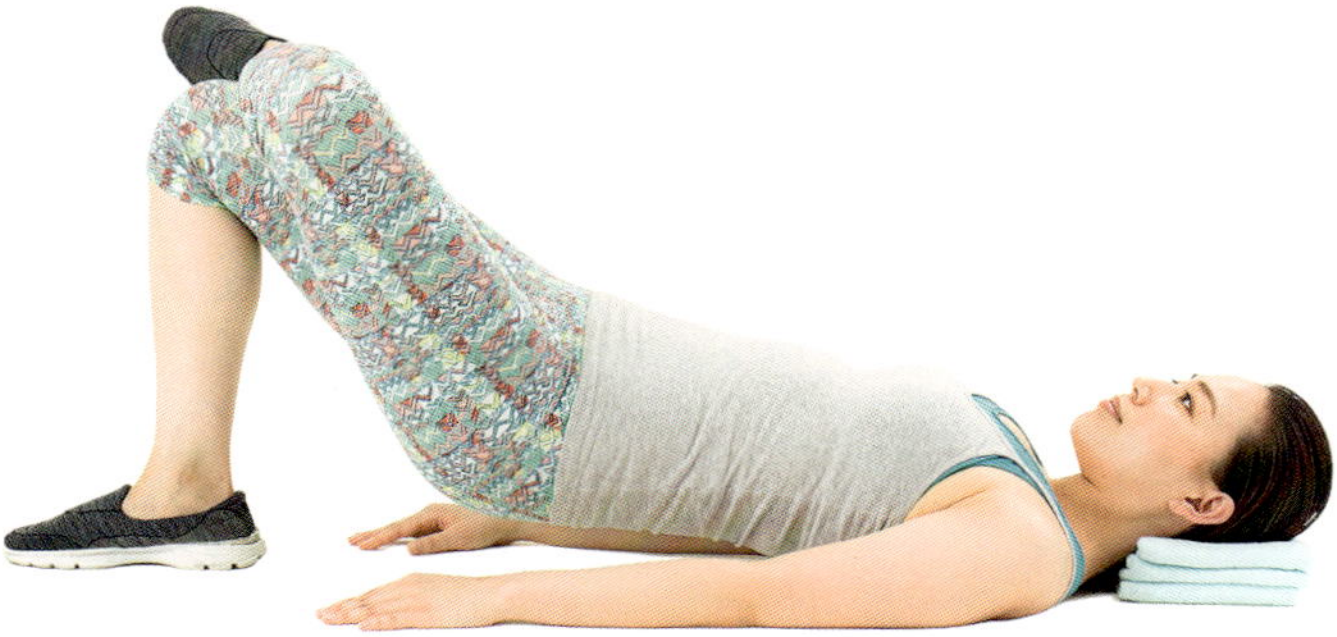

※　股関節が悪い方は無理のない範囲で行ってください

注意

「これだけコア」はブリッジ運動ですが、一般的なイメージのように大きく弓反りになることはありません。ですが、軽く腰を浮かせてそこから足を乗せるのは、とくに高齢者の方には少し大変かもしれません。その場合は決して無理をせず、まず先に片方の足をもう一方の足に乗せてから腰を浮かすようにしましょう。腰を浮かすときはお尻を少し上げる程度でも、乗せた足でひざを押しつけながら行うことで、腹横筋の活性化に効果があります。

ワンポイントアドバイス

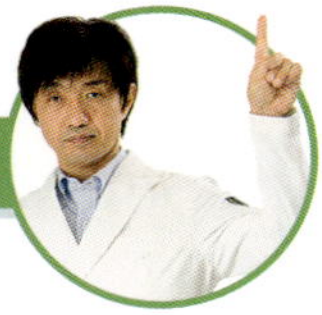

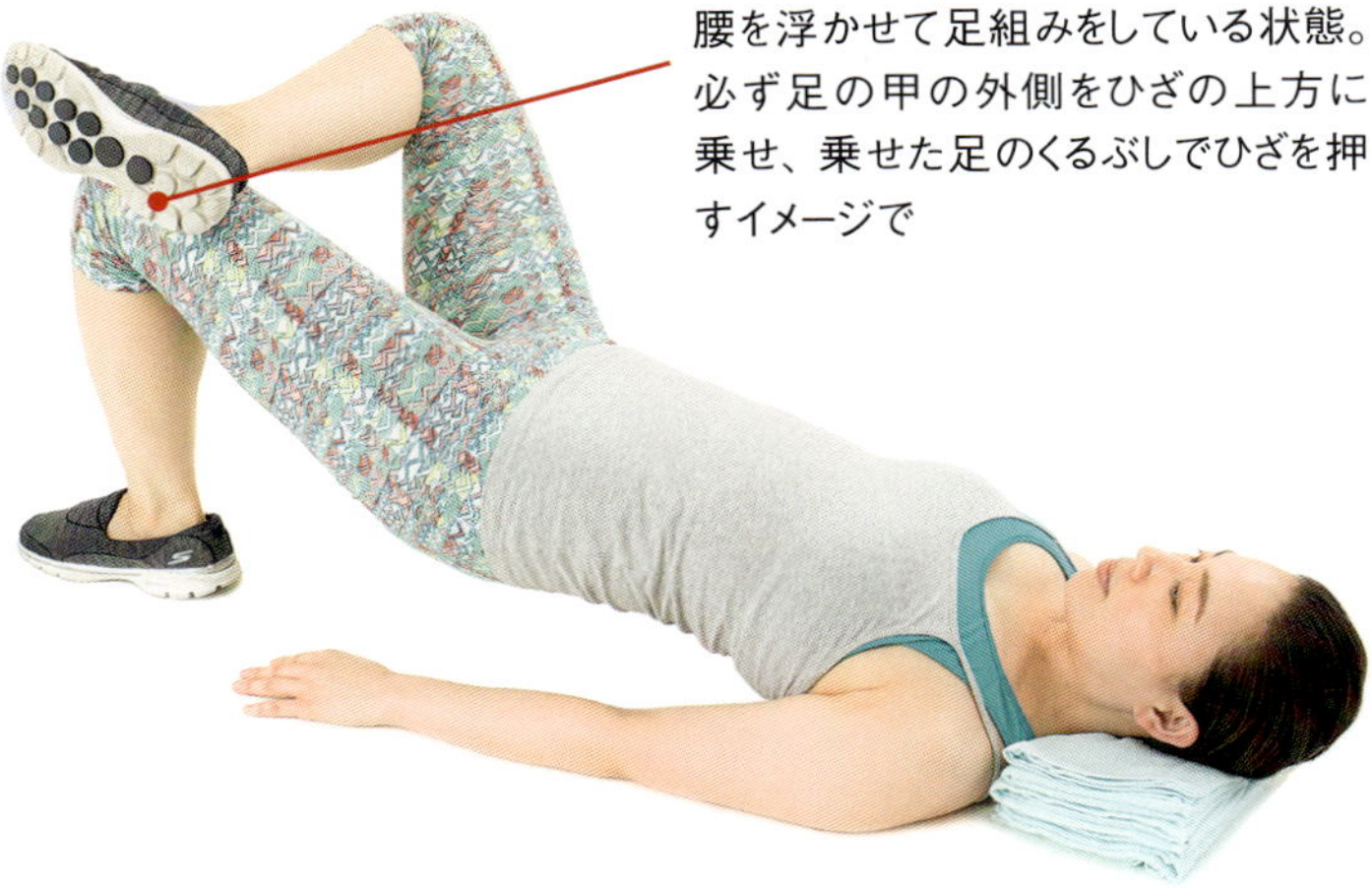

腰を浮かせて足組みをしている状態。必ず足の甲の外側をひざの上方に乗せ、乗せた足のくるぶしでひざを押すイメージで

腹横筋の超音波画像

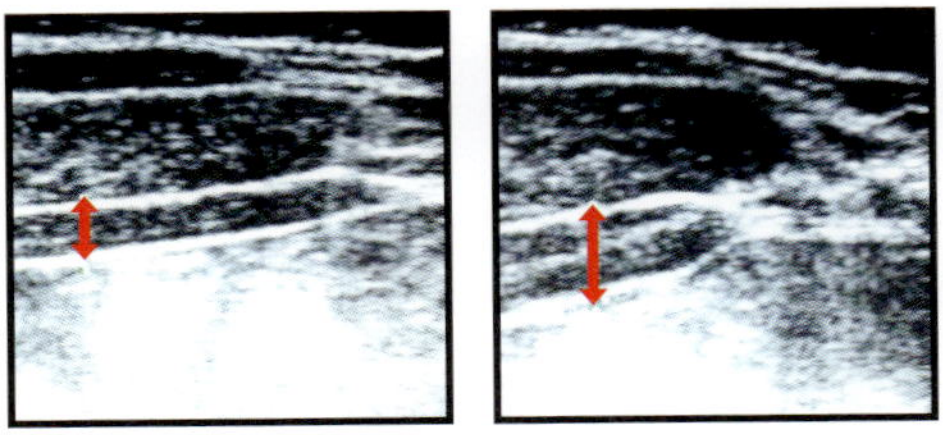

両脚で行ったとき　　片脚で行ったとき

片脚ブリッジをしている最中の腹横筋の状態を超音波検査したところ、両脚で行うのに比べて厚みが増していることが判明。効果的に腹横筋が鍛えられていることがわかる

画像提供:勝平 純司

ドローイン

「これだけコア」と同じように、腹横筋を鍛える代表的なメニューに「ドローイン」があります。

ドローインとは、お腹をへこませて息を吐き切るという呼吸法のことで、体幹トレーニングのもっとも基礎的な方法のひとつです。

基本姿勢は、仰向けに寝てひざを立ててリラックスします。その後、息を吐き切りながらお腹をへこませることをゆっくりとくり返します。1日3分を目安に行うとよいでしょう。

基本姿勢は仰向けに寝てひざを立てる。下腹部の柔らかいところに指や手を当てるとお腹の動きがわかりやすい

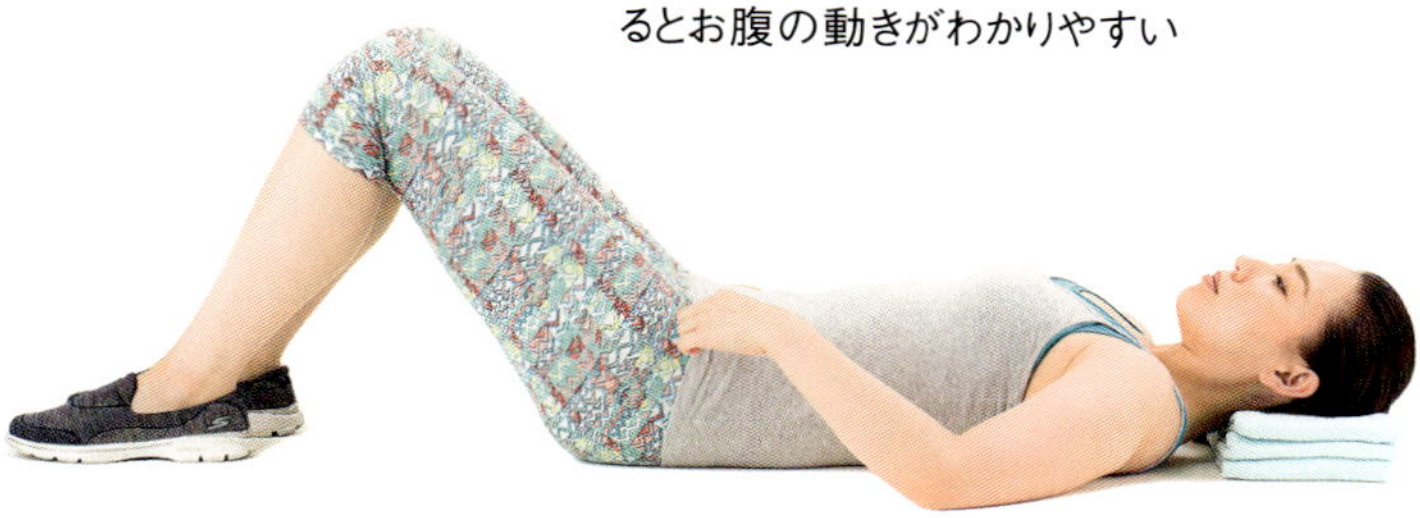

1 鼻からゆっくり深く息を吸いこみながら、お腹をふくらませていく

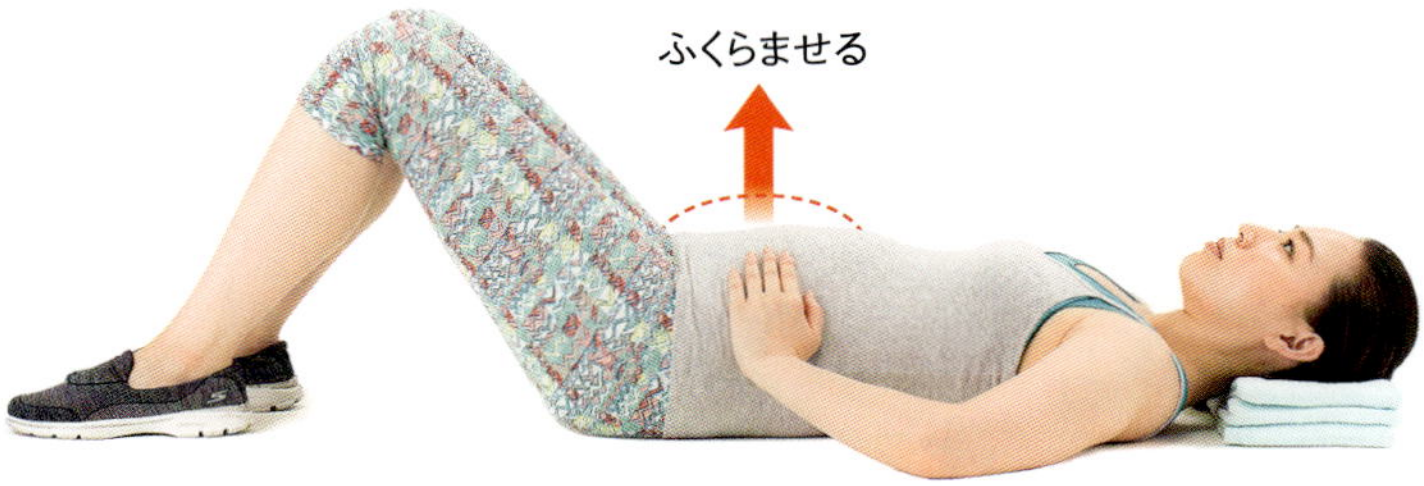

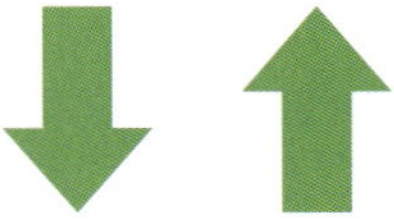

2 お腹がふくらみ切ったら、今度はおへそを引きこむイメージでお腹をへこませて息を吐き切り、そのまま10秒間以上キープ。1日3分間を目安に、この手順をくり返す

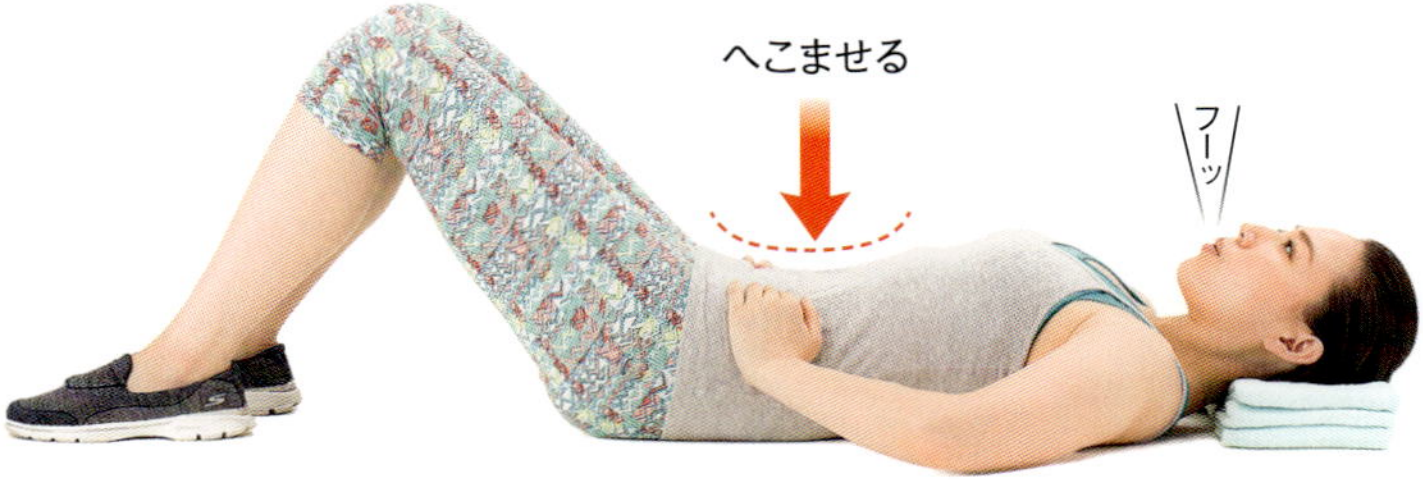

有酸素運動

早歩きのウォーキングや水泳など、少し汗ばむくらいの負荷で15～20分継続して行う有酸素運動は、足腰を鍛えるだけではなく、心身によい快の感情に関わる脳内物質の分泌をうながします。

そのためストレスによる心の腰痛借金の治療としても有効です。

腰痛が長引いている人の中には、体を安静にしすぎて運動不足となり、肥満に悩む方もいます。1日15分の早歩きは、体重の維持にたいへん役に立ちますし、健康寿命を伸ばすことにもつながります。

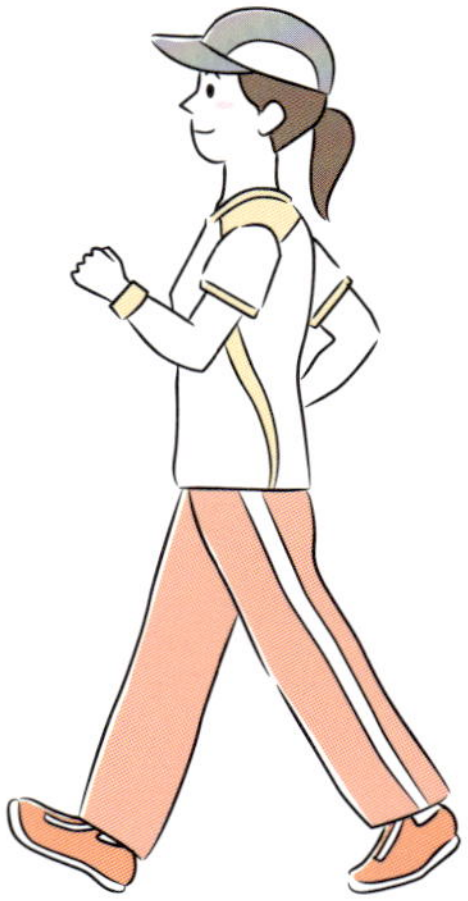

ウォーキング

手始めに何か運動を始めてみようというとき、もっとも手軽なのがウォーキング。運動強度もそれほど高くなく、年配の方や運動が苦手な方にこそオススメ。よい姿勢での美ポジウォーキング（105ページ）を心がけよう

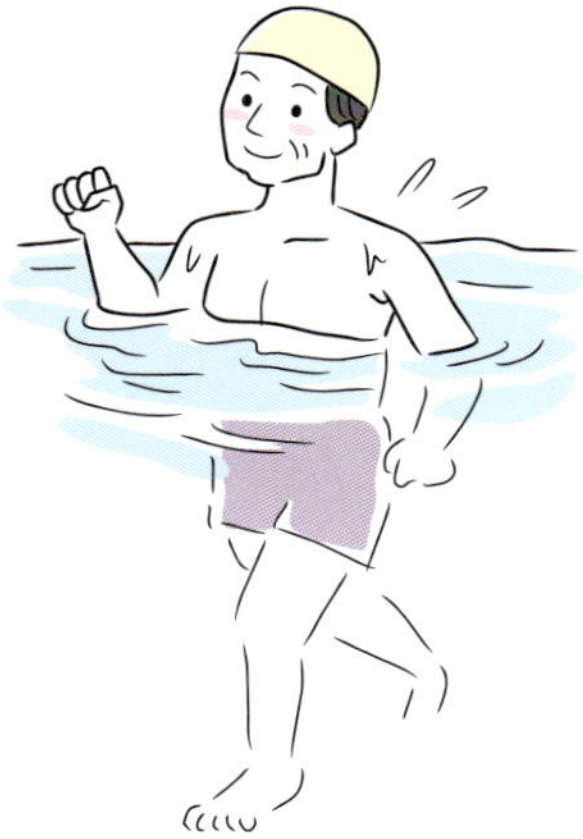

水中運動

水中運動は、運動の強度がやや高いにも関わらず、体への負担が少なく、健康を維持する効果が高いと言われている。そのため腰痛やひざ痛を持っている人でも無理なく行うことができる

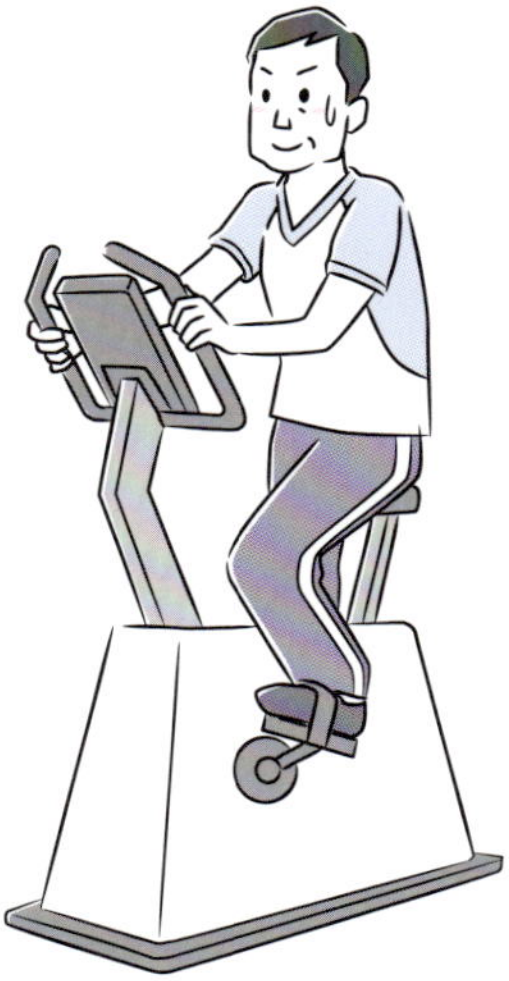

自転車エルゴメーター

自転車エルゴメーターは運動している最中にやや前傾姿勢を取るので、腰部脊柱管狭窄症による坐骨神経痛（29ページ、150ページ）が出た人にもうってつけ

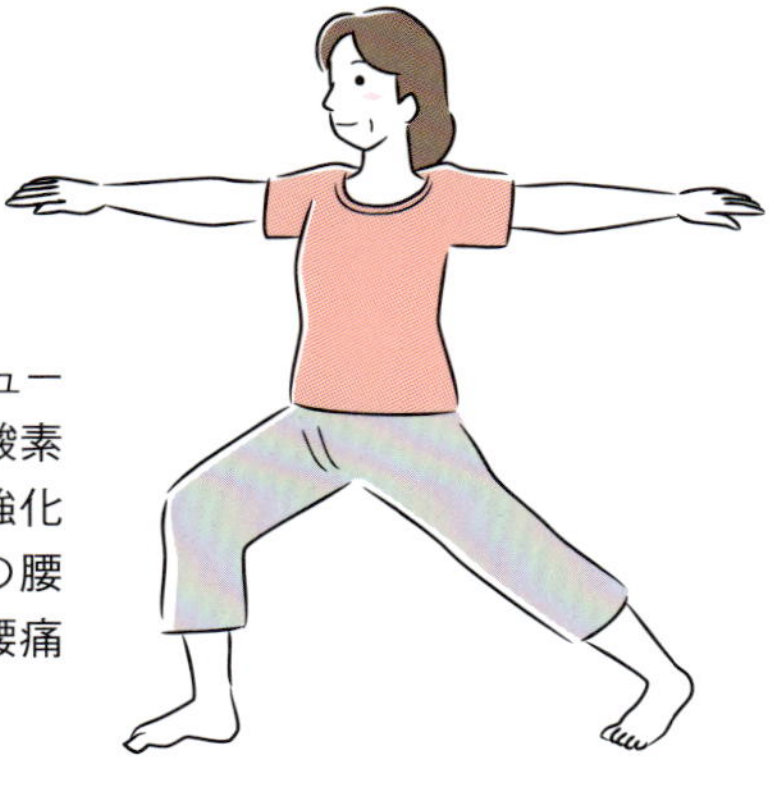

ヨガ

近年スポーツジムでもさかんにメニューに取り入れられているヨガも、有酸素運動として有効。腰周辺の筋の強化や柔軟性を高めることで筋や骨の腰痛借金の返済にも役立ち、心の腰痛借金にも効果的だ

ハリ胸タンデム歩行

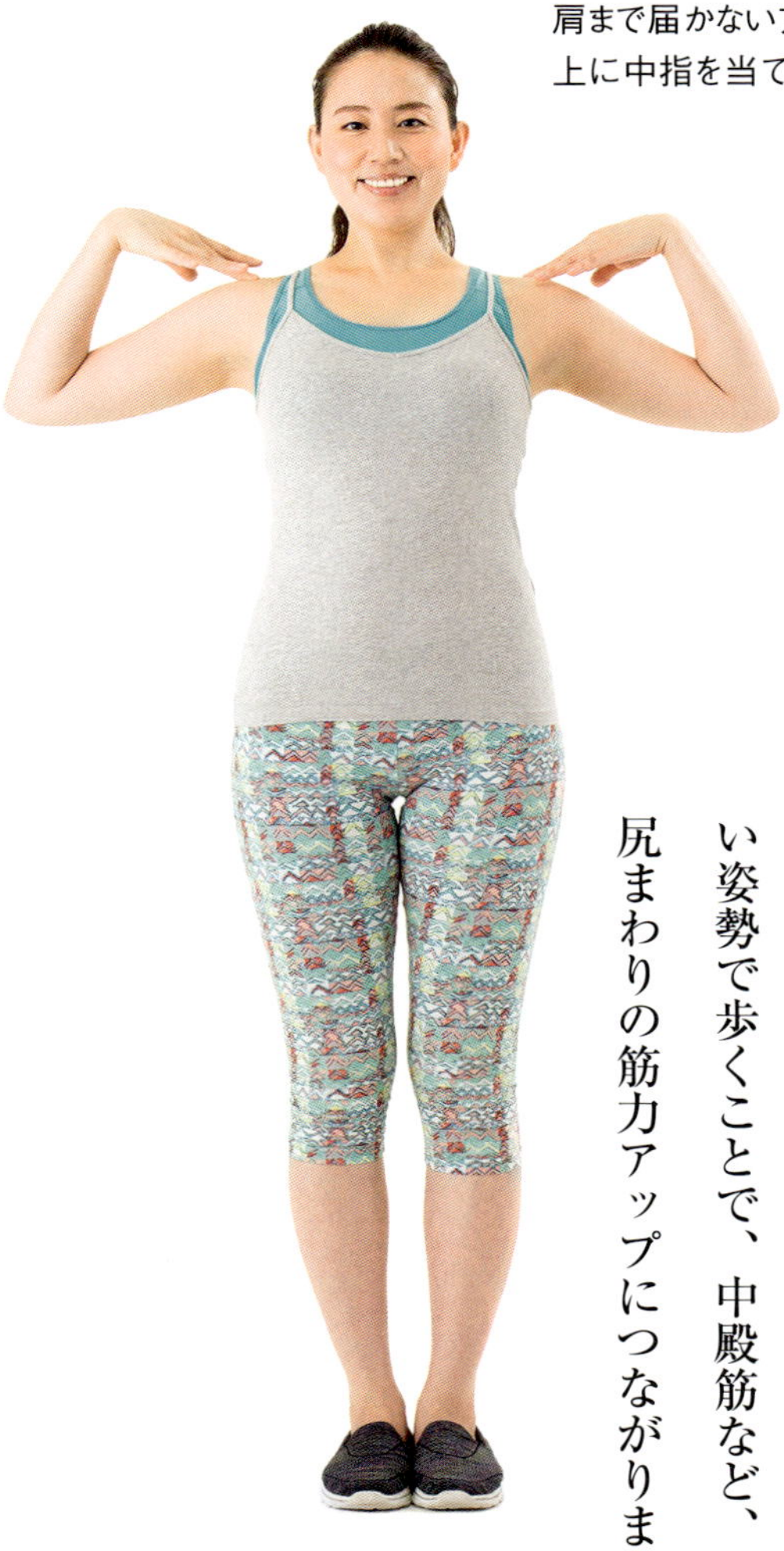

両手を肩の高さ近くまで
上げ、指先を肩に乗せる。
肩まで届かない方は胸の
上に中指を当てる

タンデム歩行は、床の一直線を片側のつま先に反対側のかかとを接触させながら歩く歩行法で、バランス感覚を向上させる運動です。転倒予防にも役立ち、あえてバランスを保つのが難しい姿勢で歩くことで、中殿筋など、お尻まわりの筋力アップにつながります。

床に一本の線があるようにイメージして、片側のつま先に反対側のかかとを接触させながら歩く

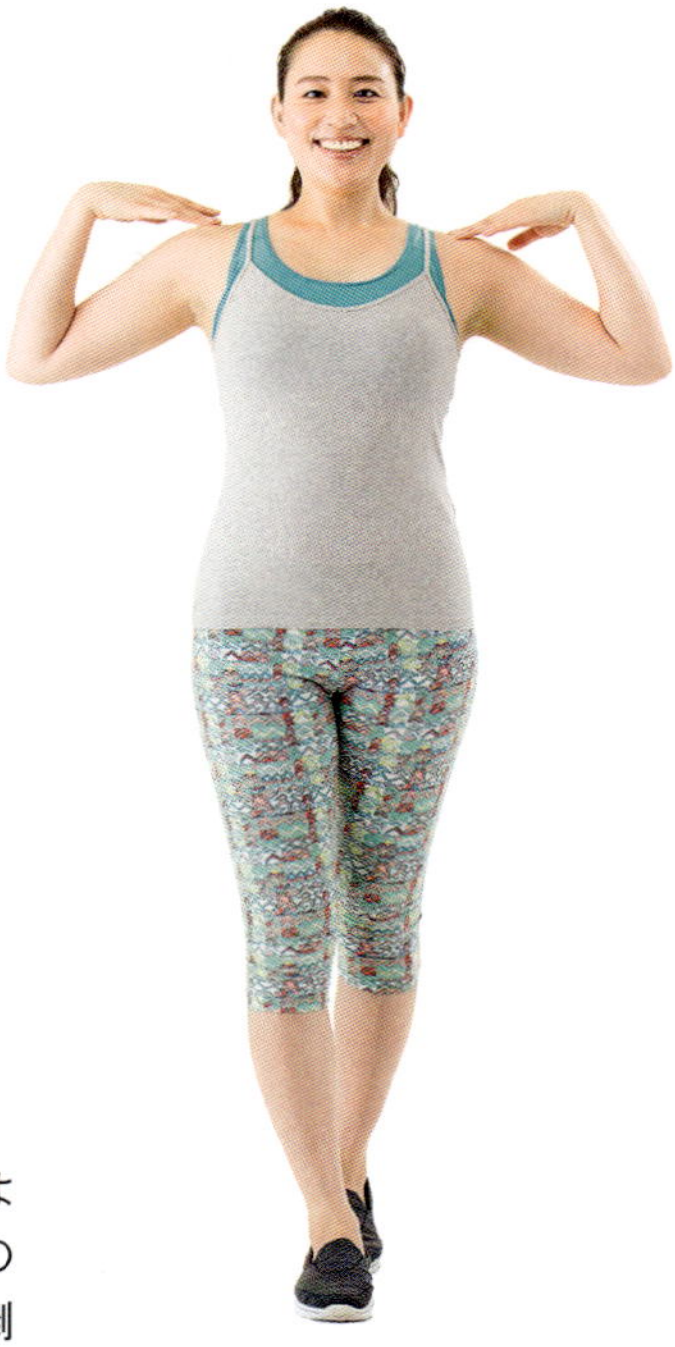

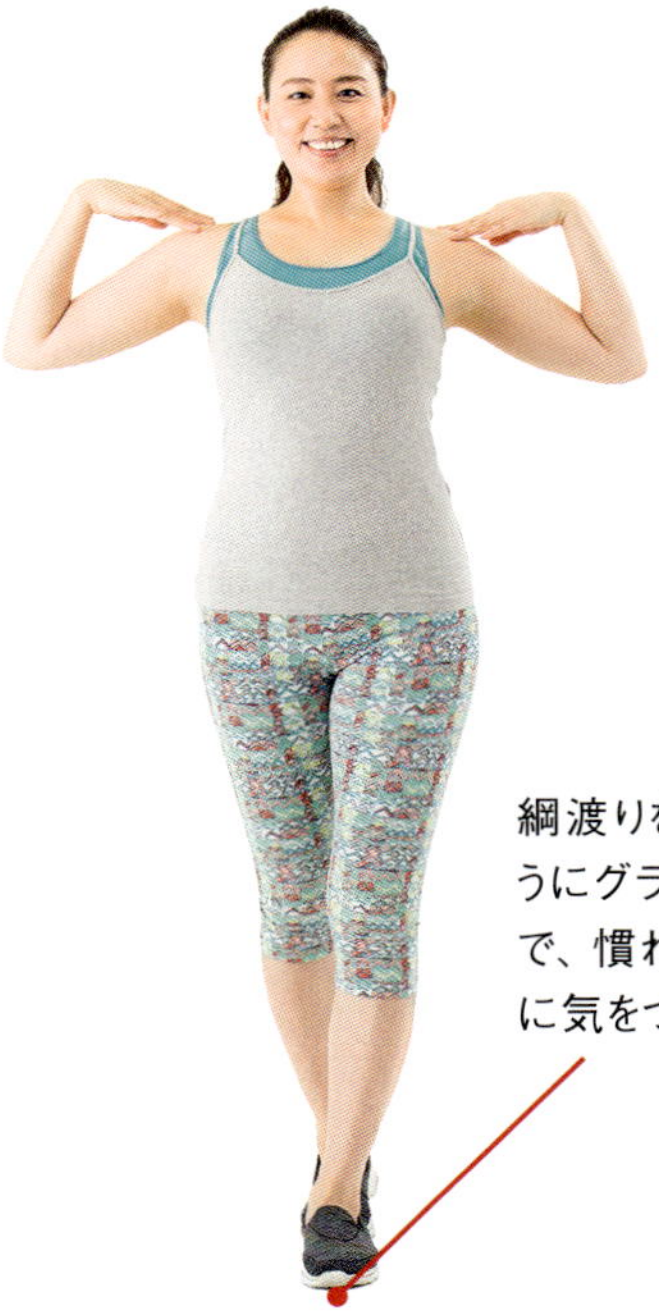

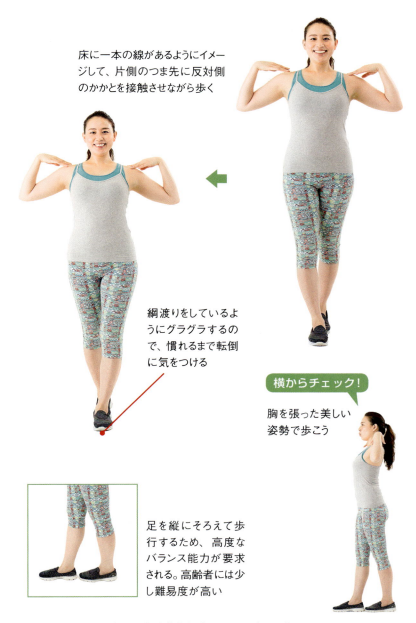

綱渡りをしているようにグラグラするので、慣れるまで転倒に気をつける

横からチェック！

胸を張った美しい姿勢で歩こう

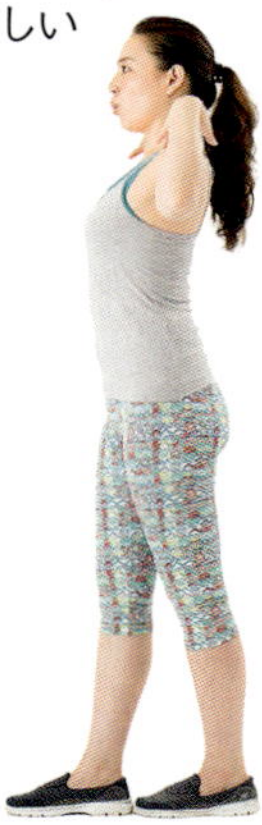

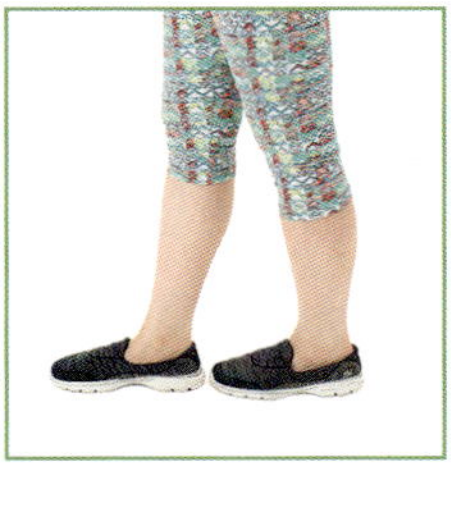

足を縦にそろえて歩行するため、高度なバランス能力が要求される。高齢者には少し難易度が高い

※　胸を張れない方は猫背改善体操（103ページ）から始めましょう

ハリ胸スクワット

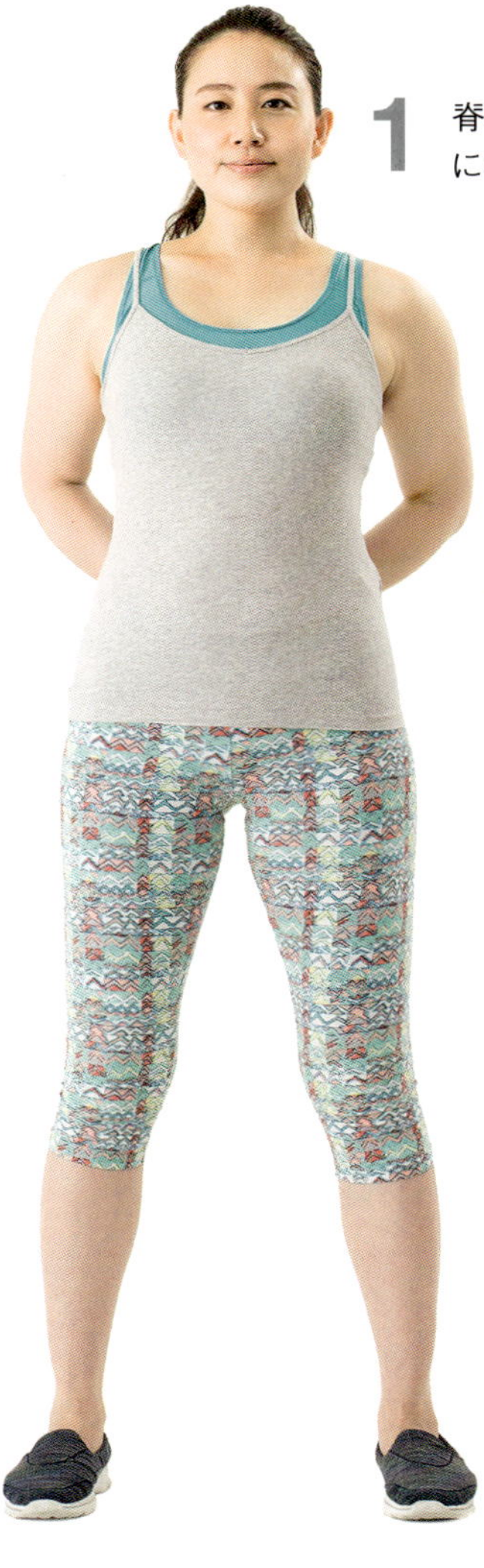

1 脊椎（背骨）がすっとまっすぐになる状態で立つ

肩幅より少し広めに足を開いて、胸を張る

スクワットは下半身と体幹の筋力を強化する運動として、とても有益なエクササイズです。全身の代謝も高め、ちょっとときつめの有酸素運動にもなります。ただし、正しいフォームで実践することが重要です。

2 呼吸を止めずに（ときどきフーッと息を吐きながら）、まっすぐ前を見ながら股関節を曲げ、お尻を後ろに突き出すようにする。指先は肩に乗せるが、肩まで届かない場合は胸の上に中指を当てる

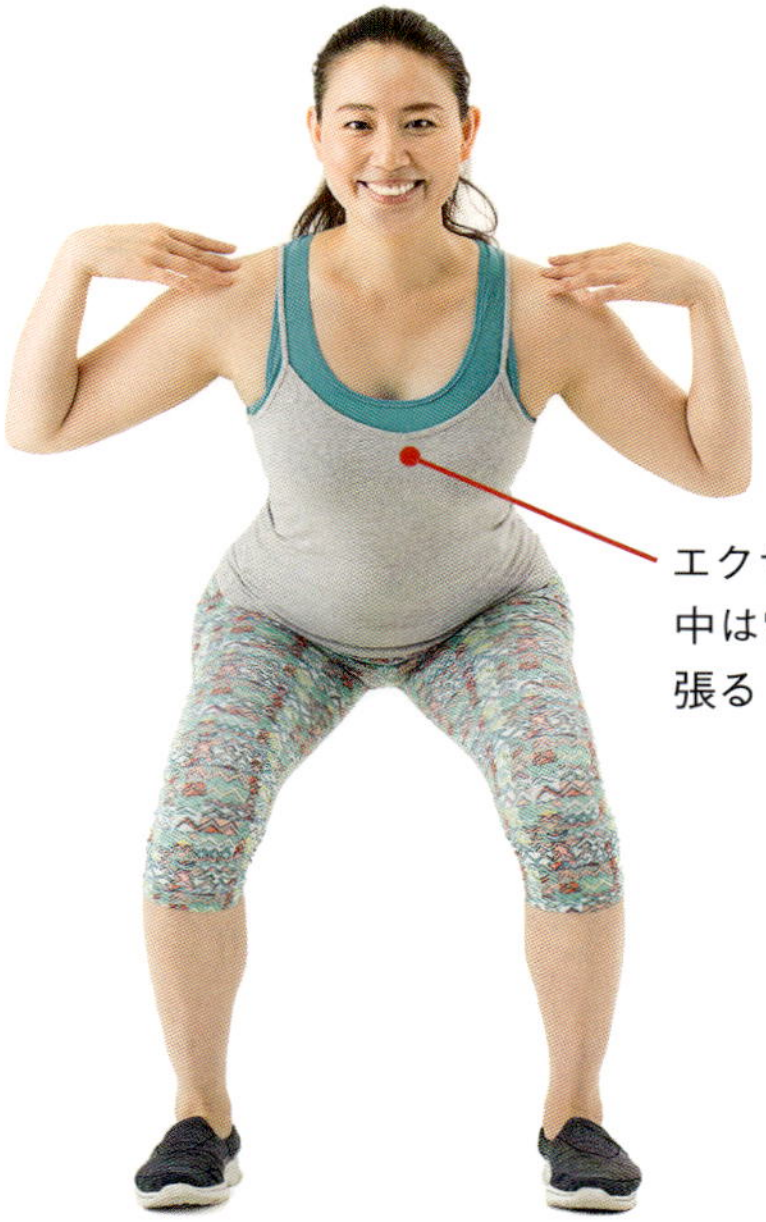
エクササイズ中は常に胸を張る

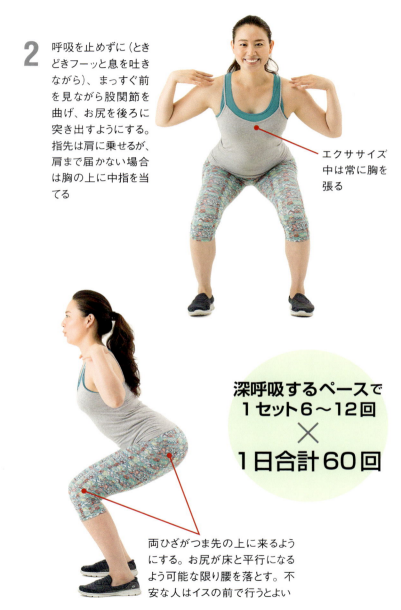

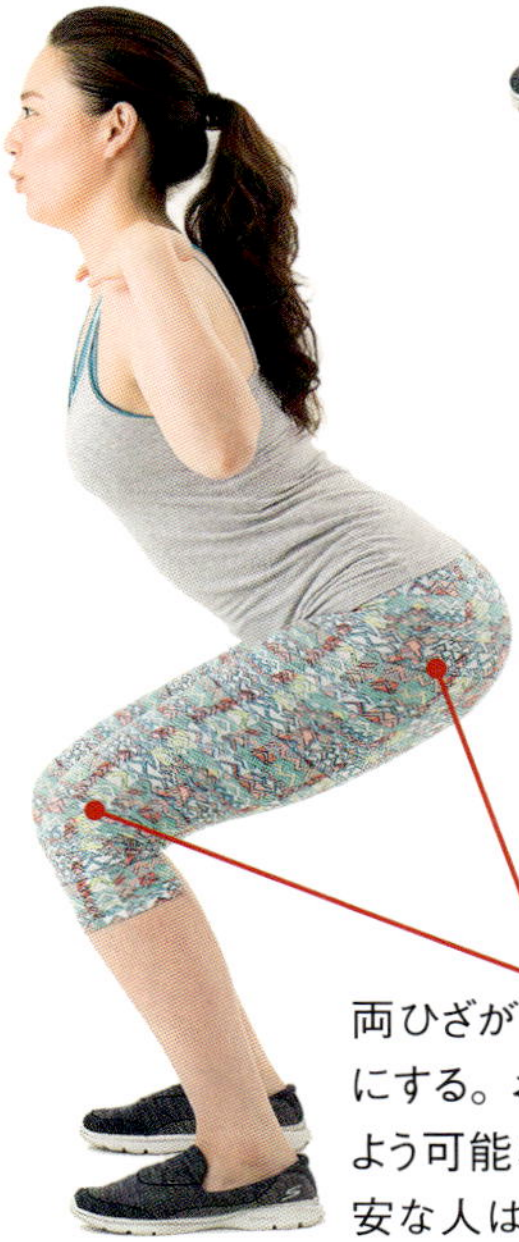
両ひざがつま先の上に来るようにする。お尻が床と平行になるよう可能な限り腰を落とす。不安な人はイスの前で行うとよい

深呼吸するペースで1セット6～12回 × 1日合計60回

腕・脚上げ体操

この体操は「アームレッグレイズ」とも呼ばれるもので、腕と脚を持ち上げた体勢を維持することで、背骨の安定に役立つコアマッスルが鍛えられ、腰痛の改善や予防にたいへん効果的です。トレーニング間隔は3日に1度くらいでかまいませんが、左右10秒間ずつを3回、1日計3分間を目安に、慣れてきたら左右30秒ずつに時間を延ばしてみましょう。無理は禁物ですが、ややきついと感じる方が効果は得られやすくなります。

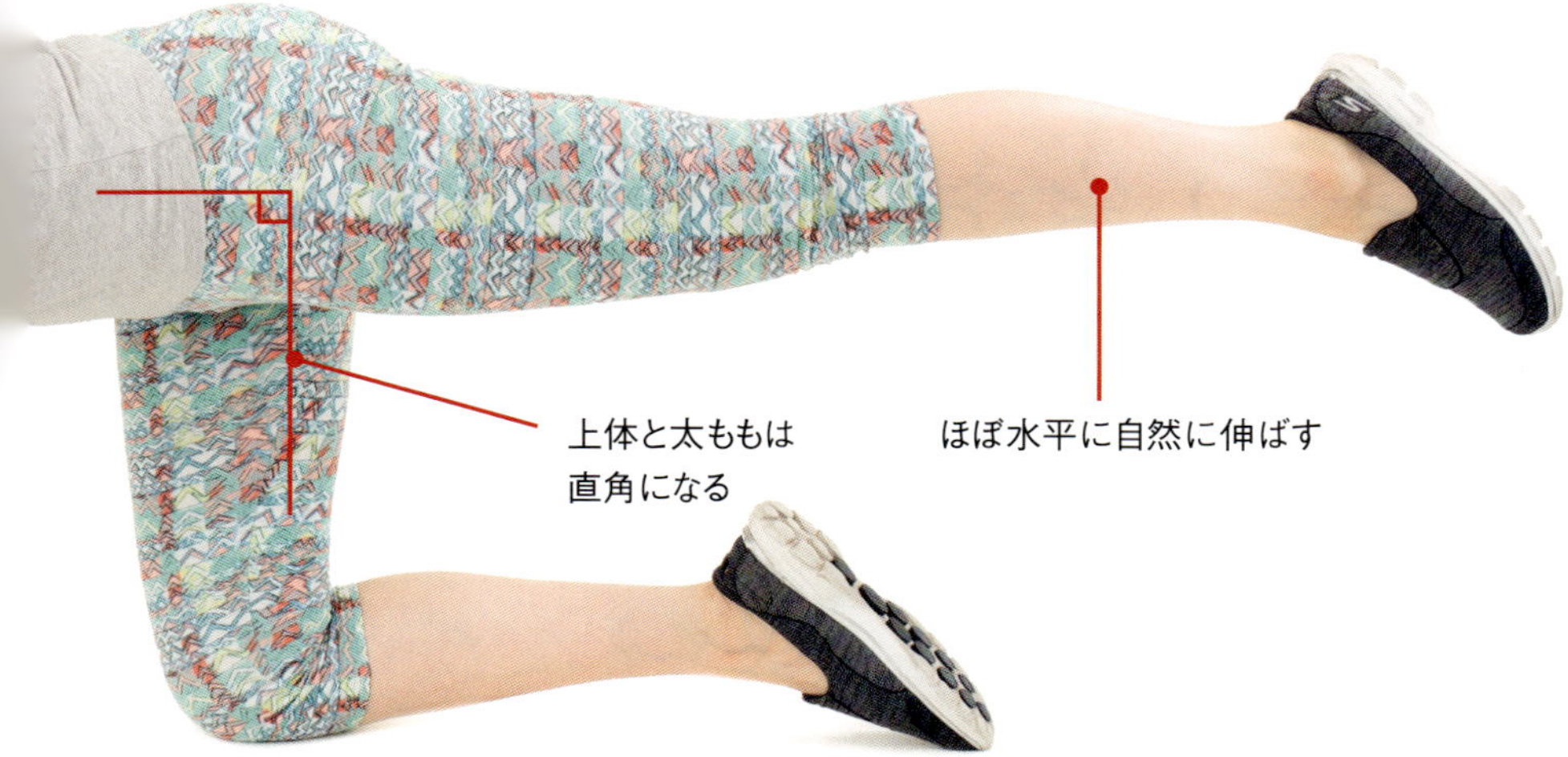
上体と太ももは
直角になる
ほぼ水平に自然に伸ばす

1 四つんばいになり、背筋をきちんと伸ばす。まずは右腕を肩の高さにまで上げ、体と水平になるように前方へ伸ばす

2 右腕を前方へ伸ばしたら、次に左足を腰の高さまで上げる。右腕と左足がほぼ水平になった状態で10秒間キープ。ときどき息を吐いて、呼吸は止めないように

3 右腕と左足をおろしたら、今度は逆の手足で手順1と2を行う。この動作を左右交互にくり返す

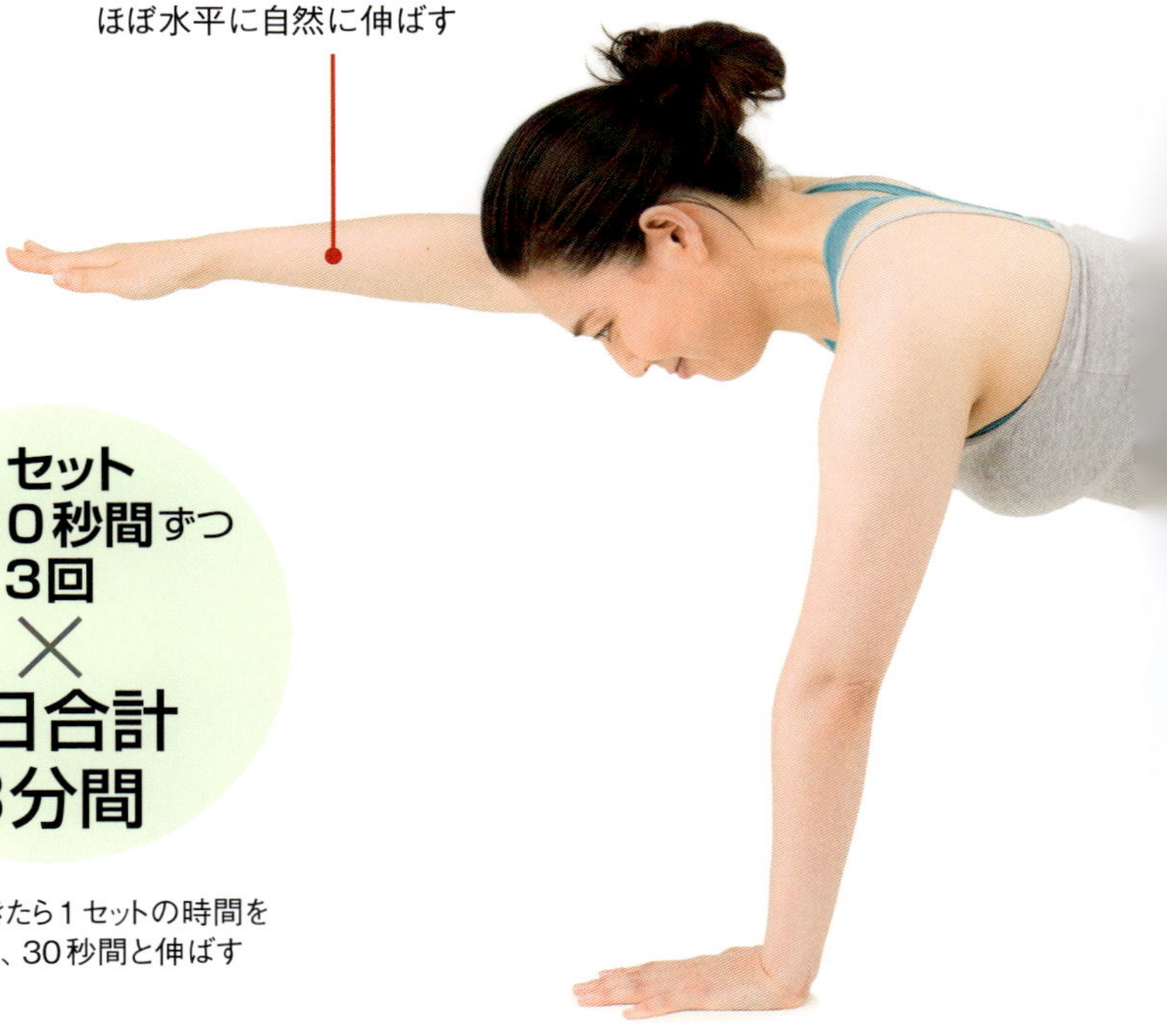

1セット
左右10秒間ずつ
3回
×
1日合計
3分間

※　慣れてきたら1セットの時間を20秒間、30秒間と伸ばす

太もも裏のストレッチ

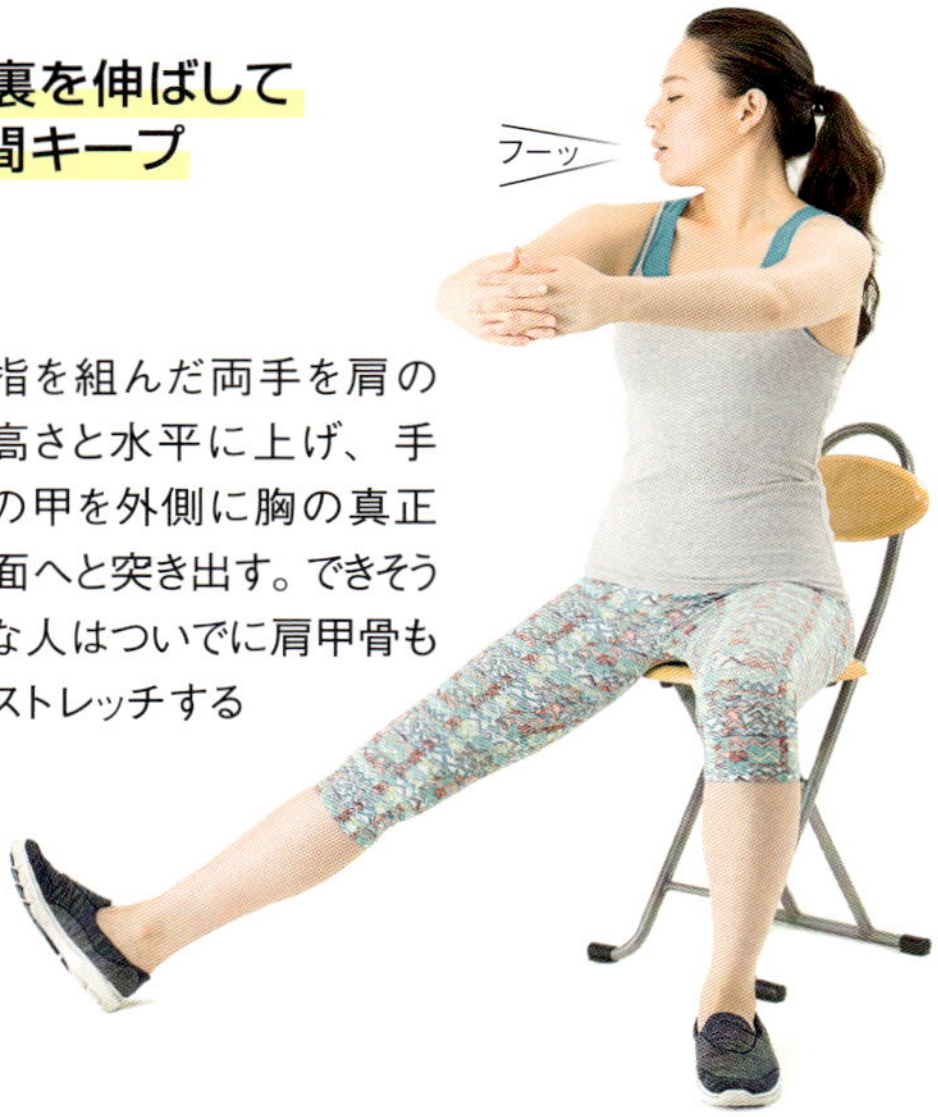

ひざ裏を伸ばして
5秒間キープ

2 指を組んだ両手を肩の高さと水平に上げ、手の甲を外側に胸の真正面へと突き出す。できそうな人はついでに肩甲骨もストレッチする

1 足を少し開き、片方の足をしっかりと伸ばして、かかとを床につける

※ まずは手順1のストレッチをマスターしてください

イスに腰かけた状態で、太もも裏側の筋肉（ハムストリングス）をストレッチしましょう。骨盤を正しい位置に収めることで腰痛の予防に役立ち、ひざ痛の改善にも役立ちます。

ただし、注意してほしいのが、イスに座る姿勢です。浅めに腰かけ、少しあごを引き、背筋をしっかりと伸ばして座ることが重要です。正しい姿勢で体操を行うことで、骨盤が適正な位置に収まり、腰痛借金対策にもなります。

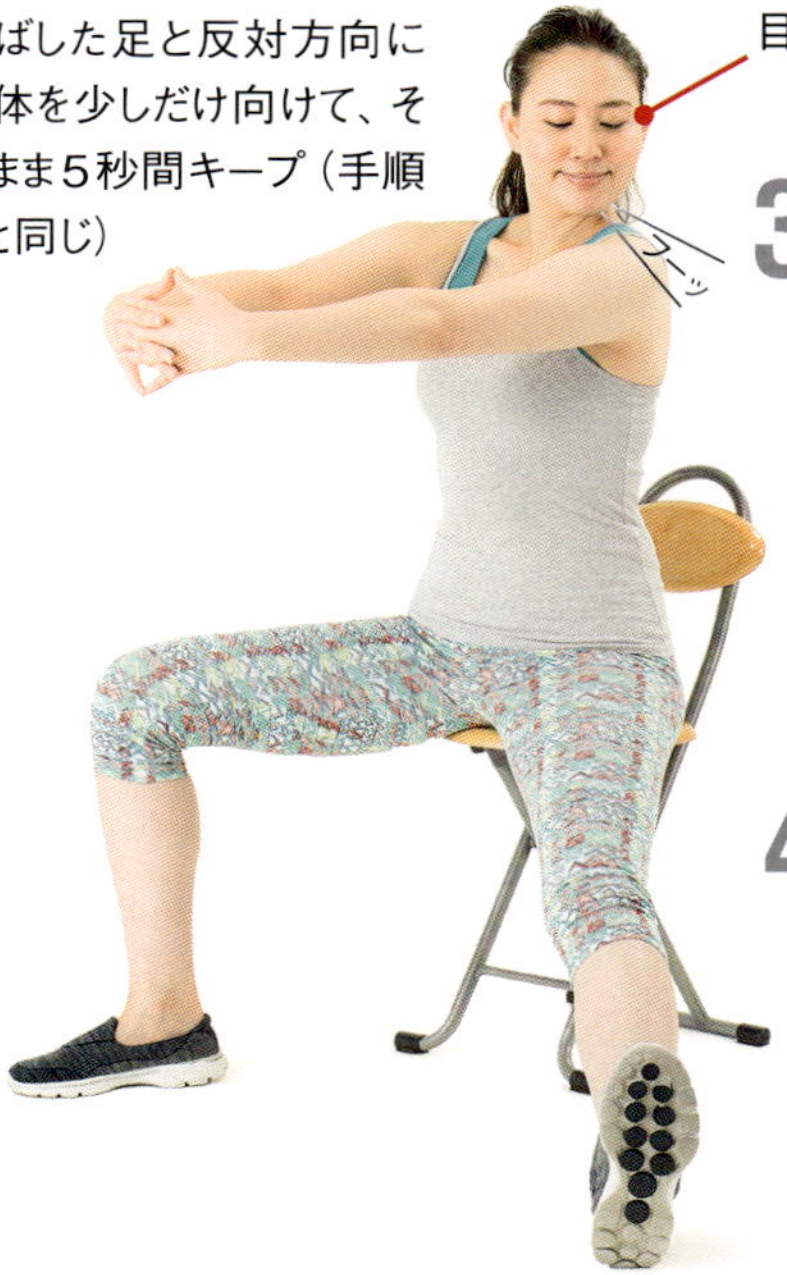

5 伸ばした足と反対方向に上体を少しだけ向けて、そのまま５秒間キープ（手順3と同じ）

3 背筋をしっかり伸ばして体幹の軸をぶらさず、息を吐きながら、伸ばした足と反対方向に上体を少しだけ向ける。そのままの体勢で５秒間キープ

4 足を変えて同じようにひざ裏と太もも裏をしっかり伸ばし、かかとを床につける

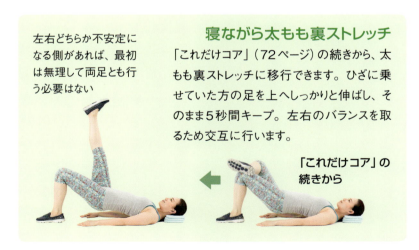

寝ながら太もも裏ストレッチ

「これだけコア」（72ページ）の続きから、太もも裏ストレッチに移行できます。ひざに乗せていた方の足を上へしっかりと伸ばし、そのまま５秒間キープ。左右のバランスを取るため交互に行います。

左右どちらか不安定になる側があれば、最初は無理して両足とも行う必要はない

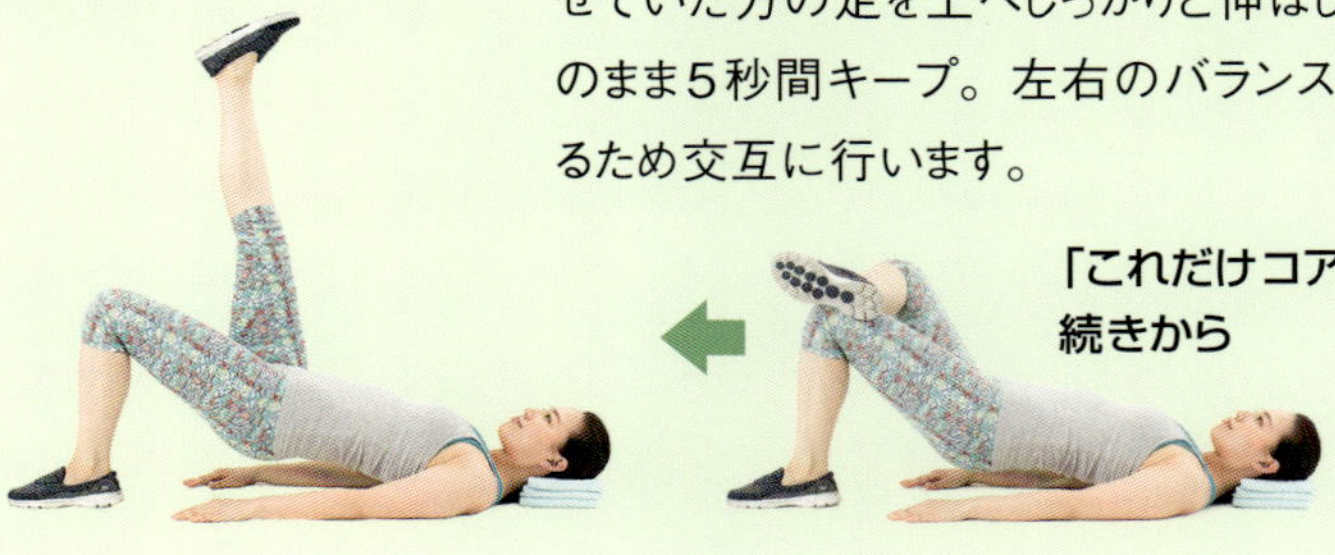

「これだけコア」の続きから

太もも表のストレッチ

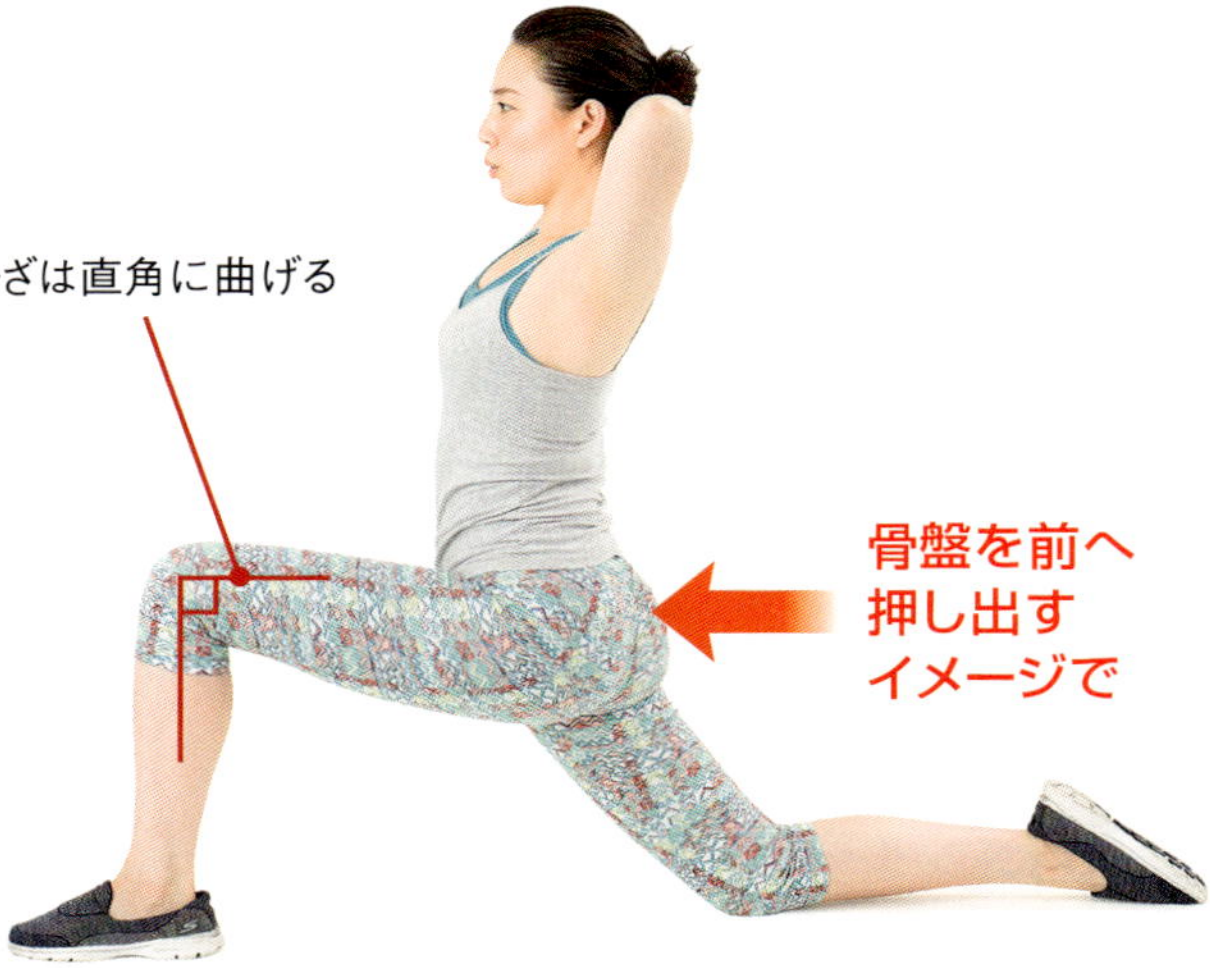

ひざは直角に曲げる
骨盤を前へ
押し出す
イメージで

ひざを直角に曲げた片ひざ立ちの体勢で、目線はまっすぐで胸を張る。そのまま骨盤を前に押し出すイメージで、太ももの表側を伸ばして５秒間キープ。実践中にひざが痛む場合は、ひざ下にクッションや折ったタオルを敷くとよい

長時間、猫背で座っていることが多いと、どうしても硬直してしまう股関節周辺（腸腰筋）と太もも表側の筋肉（大腿四頭筋、とくに大腿直筋）のストレッチです。

これらの筋肉が硬直してしまうと、骨盤や腰まわりのバランスが悪くなって、腰痛を引き起こす原因にもなってしまいます。

片ひざ立ちの体勢で左右交互に行ってください。まずはきつく感じる側を重点的に行うようにしましょう。

反対側の
足でも行う

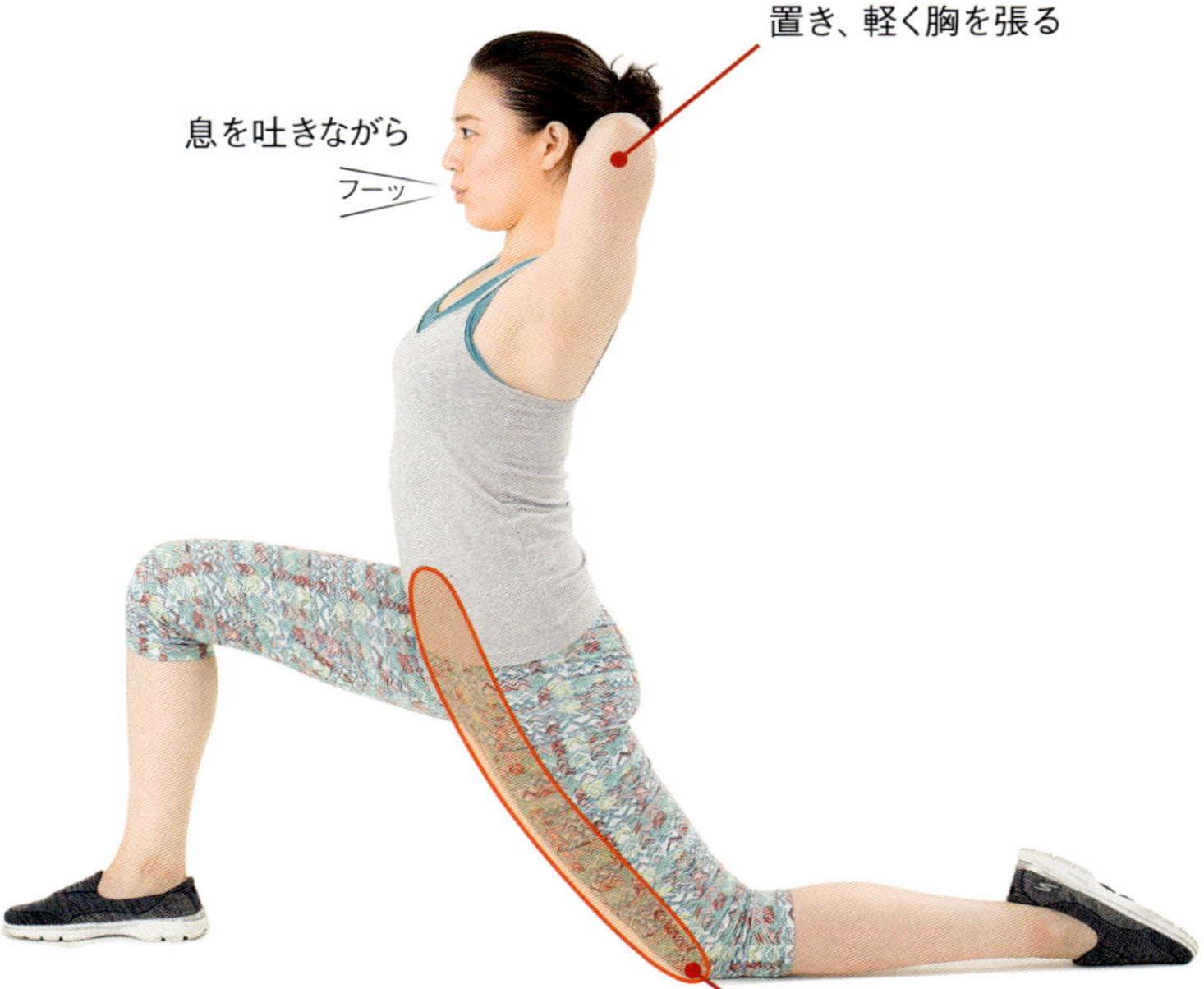
両手を組んで後頭部に
置き、軽く胸を張る
息を吐きながら
フーッ
骨盤の前側と太ももの表
側の筋肉（腸腰筋と大腿
直筋）が伸びるように

骨盤〜太ももの表側を伸ばして5秒間保ち、左右で5回ずつ行う

※　肩が痛い方は腕を自然に下へおろした状態で行いましょう

これだけクッション

悪い姿勢の例

長時間デスクワークをしたり、スマホなどの操作をしていると、どうしても猫背になりやすい。猫背姿勢が続くと、メンタル面での不調、腰痛や肩こりの発症などマイナスなことが非常に多い

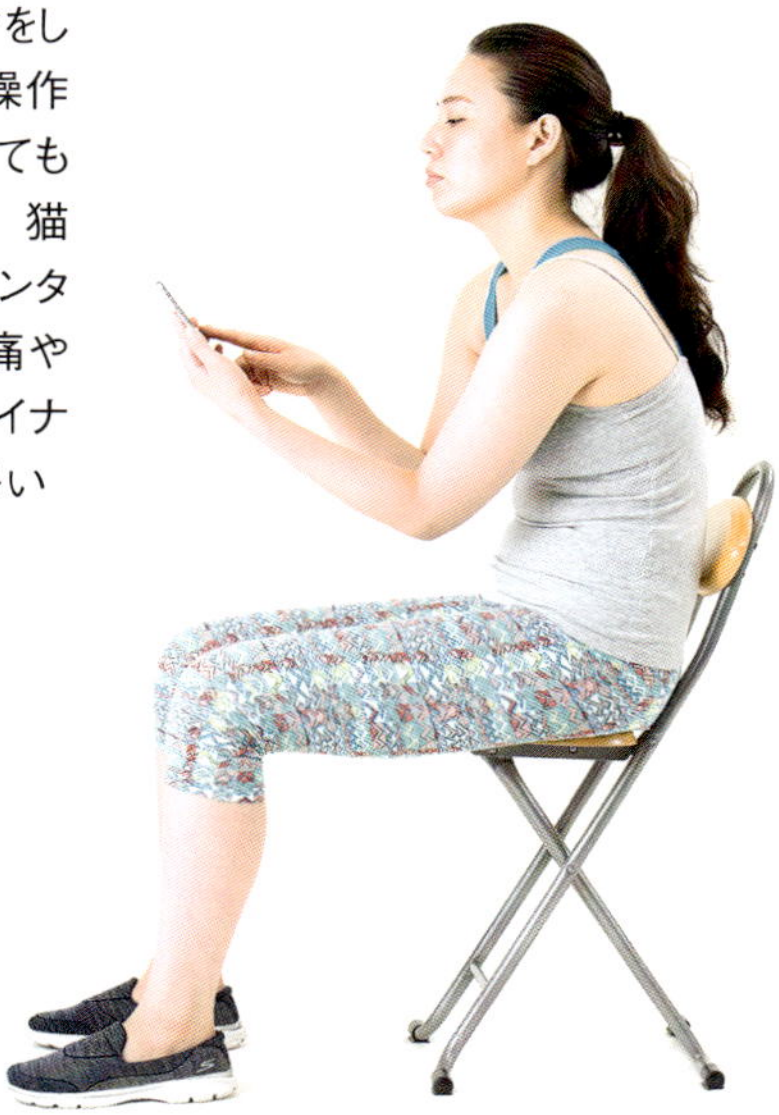

長時間デスクワークをしていると、自分自身で気づかないうちに、腰痛借金が溜まってしまう状況を作り出してしまいます。とくにパソコン業務の場合、ついつい前屈みになり、猫背になってしまいがちです。座ったままでかまいませんから、ときどき背筋をしっかりと伸ばすことをオススメします。

そして、背もたれやお尻の下にクッションやタオルを入れれば、骨盤の位置の適正化、猫背の予防に役立ちます。

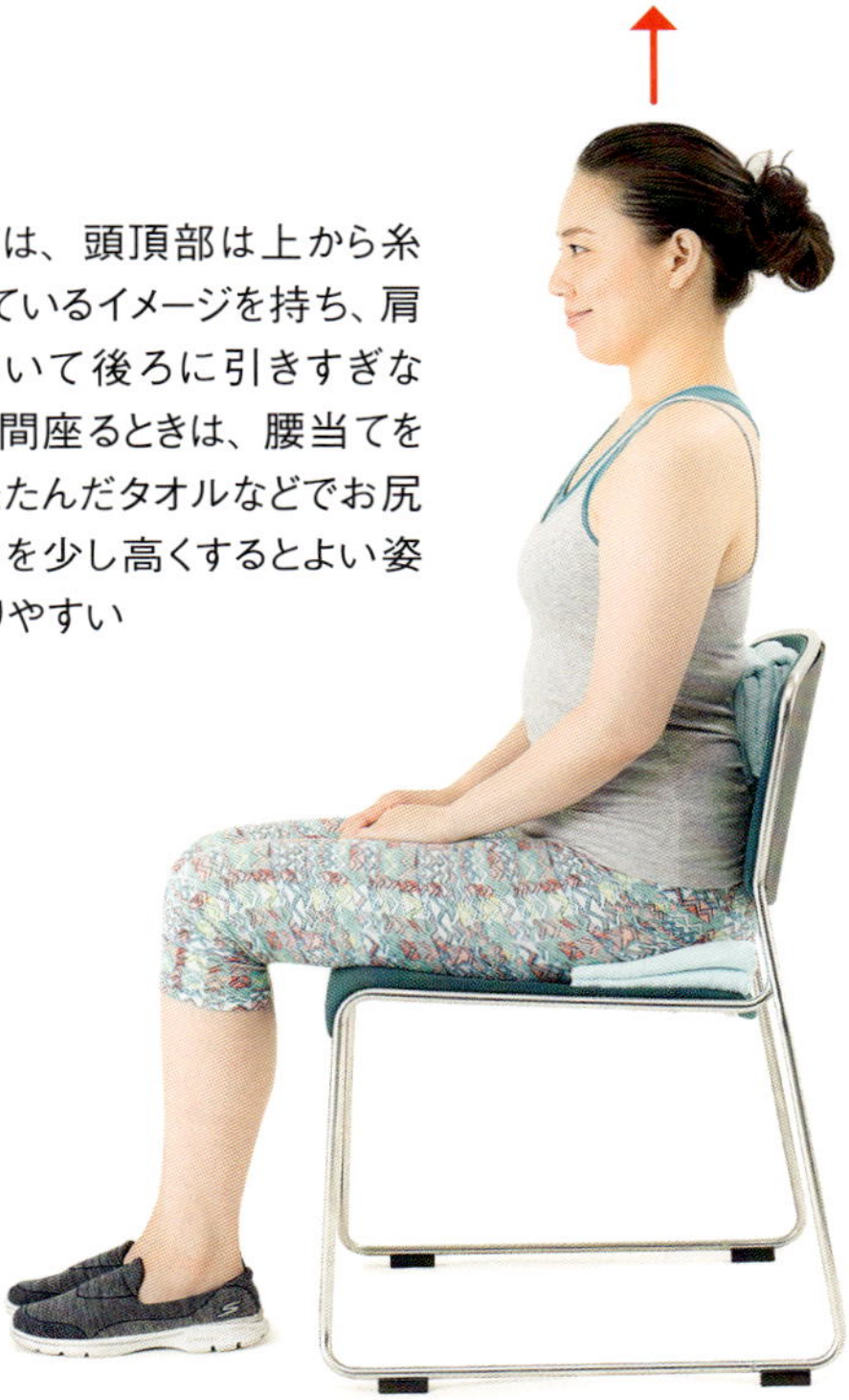

よい姿勢は、頭頂部は上から糸で釣られているイメージを持ち、肩は力を抜いて後ろに引きすぎない。長時間座るときは、腰当てをしたり、たたんだタオルなどでお尻の後ろ側を少し高くするとよい姿勢をつくりやすい

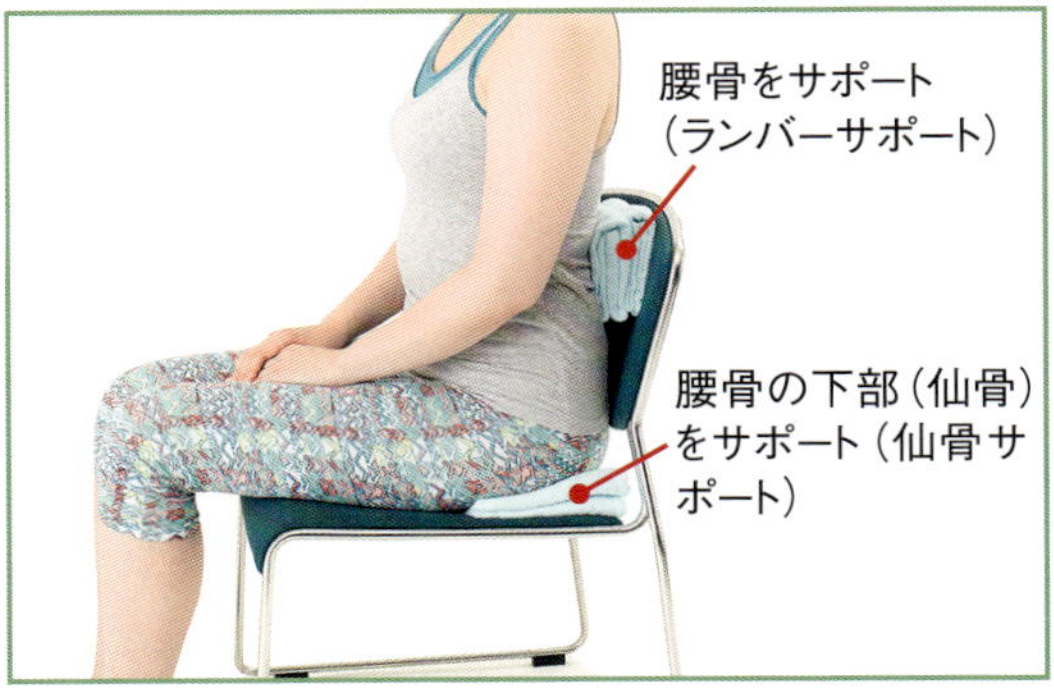
腰骨をサポート
（ランバーサポート）
腰骨の下部（仙骨）をサポート（仙骨サポート）

よい姿勢を取るためのサポートとして、腰用クッションがあるが、通常のクッションやタオルで十分に代用可能。どちらかひとつ、ときには両方と、1日のうちで何度か変化をつけるとよい

ネガティブな考え方のクセを変える

うつ病や不安障害の治療方法としてだけでなく、近年腰痛治療にも取り入れられつつある「認知行動療法」。これは否定的な「認知」（考え方のクセ）と不適切な「行動」を変えることで、「不安」「イライラ」といった「気分・感情」や「痛み」などの「身体反応」をコントロールする治療方法のことです。慢性腰痛の方の中には、この治療で回復が見込める場合が少なくありません。

周囲の方が過保護にしてくれることに慣れすぎたり、医師に依存するという受け身の考え方（「認知」）をやめ、健康によい運動を自主的に行うといった適切で健康的な「行動」を起こせば、「治らないかもしれない」といった不安な「気分・感情」や、ストレスで生じる心の腰痛借金にともなう腰痛を軽減できる可能性があります。とくに第2章で「心の腰痛借金が溜まりやすい」と結果が出た方は、左のような考え方のクセがないか確認し、それを修正してみましょう。

1 医師には「私は常に痛みがある」と言いつつ「動いた方がいい」と言われると一気に頑張り、歩きすぎて痛みが出て、また不活動に
→「徐々に」「ほどよく」「こまめに」を心がける。目標値は70点

---

2 「でも、まだ痛みが残っているし・・・」「この痛みさえなくなれば」などと、痛みが改善傾向にあったとしてもそこに目を向けない
→改善していることに注目する。自分の長所を積極的に肯定する

---

3 「今日痛みがないのはたまたま調子がいいだけ」と、いいことでもマイナス思考になるクセがある
→「たまたま調子がいいだけかもしれないが、今日は痛みがないからきっとよくなるだろう」とポジティブに考えるクセをつける

---

4 「この腰痛は深刻な状態に違いない」と悲観的な考え方をしがち
→専門医から、そうではないことを保証してもらい、不安を退治する

---

5 「あの人も腰痛持ちなのに元気そうでうらやましい。やはり私の痛みの方が絶対にひどい」とマイナス思考になりがち
→「私もそうだし、あの人も腰痛持ち」と事実だけを淡々と考える

---

6 「この痛みを抱えながら仕事や運動をするのはもう限界！」と、できる事はあるかもしれないのに、ダメだと決めつけてしまいがち
→「○○くらいはできるかもしれない」と冷静に客観視してみる

---

7 「同僚が、仕事が終わらず帰りが遅くなるのは、私が腰痛持ちのせいだ」などと、何事にも申し訳ないと思ってしまうクセがある
→その人の都合かもしれず、相手の責任まで背負うクセをやめる

ストレスと上手に付き合う方法

腰痛や肩こり、自律神経失調症といった「身体症状」（18ページ）を引き起こすストレスの中でも、とくによくないのが「怒り」の感情です。

腹が立った場合は、秘密のノートを1冊用意し、思い当たる腹が立った理由を卒直に書き出しましょう。ノートになぐり書きするだけでイライラが解消する場合もあります。さらにノートには「腰痛を感じたとき」「腰痛がラクになったとき」の状況をメモとして残しておき、腰痛を誘発する因子（姿勢、動き、ストレス要因、天候など）を客観的に探ってみるとよいでしょう。

また、好きな音楽を聴いてワクワクしているときは、「幸福ホルモン」と呼ばれる快の感情に関わる脳内物質が分泌されることがわかっています。落ち込んだり、イライラしたとき、ネガティブな感情があるときには、その場ですぐに好きな音楽を聴くことで、脳機能

心の腰痛借金対策の基本「深呼吸」

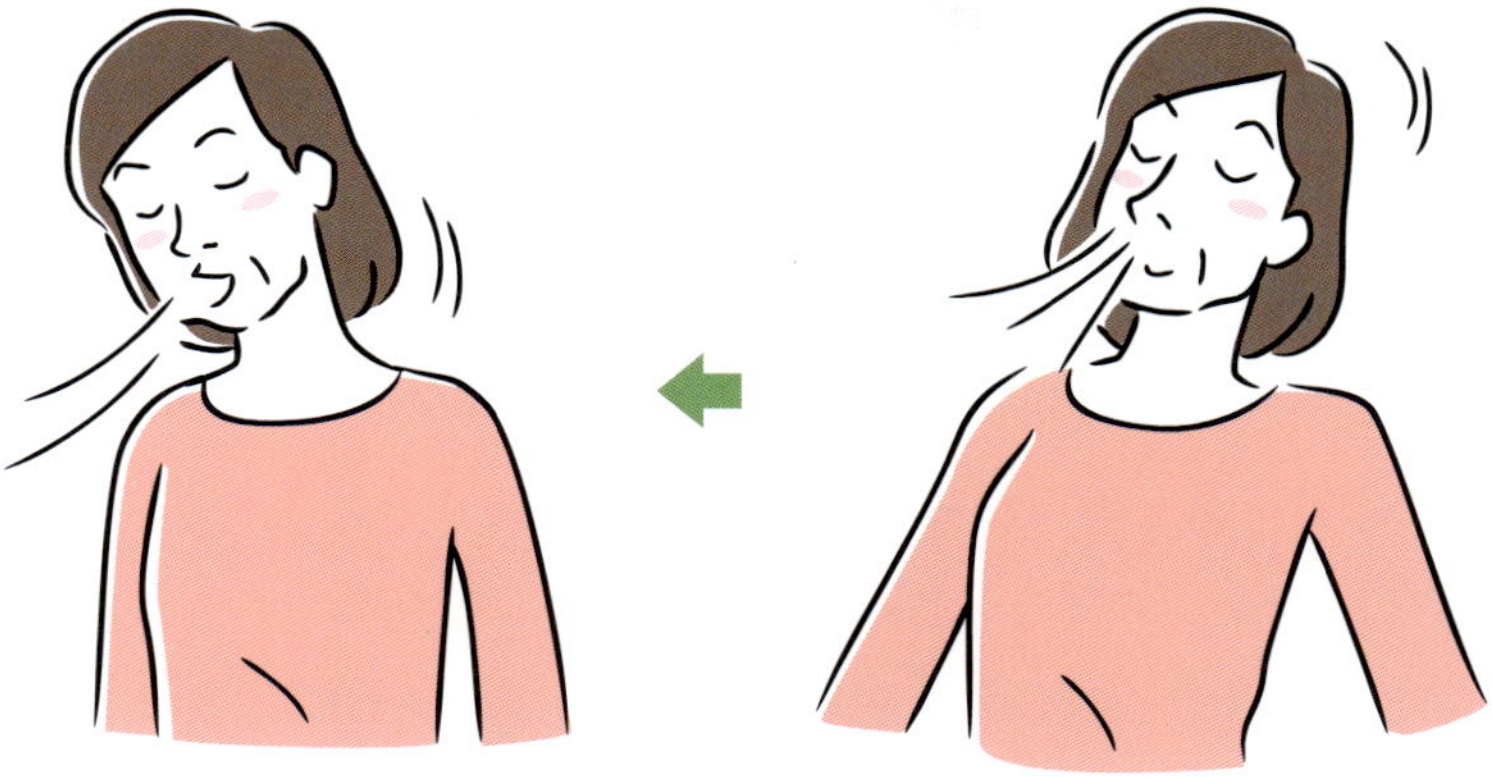

1 背筋を伸ばし、かつ肩の力を抜いて目を閉じ、ゆっくり4つ数えながら鼻から息を吸いお腹と肺をふくらませる

2 ゆっくりと8つ数えながら、少し口をすぼめて息を吐ききる。まずはイライラした時に1分程度からトライしてみましょう

の不具合を整えることができます。

こうした脳内物質の分泌を促す行動としては他に、「ウォーキング」や「呼吸」「咀嚼」などのリズミカルな運動が挙げられます。有酸素運動（78ページ）のひとつでもある「ウォーキング」は、美しい姿勢かつやや早足で、できるだけ頭を空っぽにしてテンポよく歩くとよいでしょう。もっとも簡単なのは肺の下にある横隔膜のリズム運動ともいえる「深呼吸」で、上にすすめる方法で5分以上くり返せば、おだやかな気分になるはずです。

腰痛時の「薬」の使用

ここでは、腰痛時に使用される薬の種類や気をつけるべき点を簡単に紹介していきましょう。

ギックリ腰の初期などでは、局所に炎症が起こっているため数日間は薬を飲むべきです。とくにつらい痛みでは不安や心理的ストレスも増し、慢性的な腰痛につながる恐れもあるからです。このとき医師が使用する薬として、NSAIDs《エヌセイズ》（非ステロイド性抗炎症薬）が一般的で、薬局でも市販されている「ロキソニン®」などがその代表です。まずは薬剤師さんに相談のうえ、市販薬で対処してみるのもよいでしょう。

ただし、過去に副作用が出たことのある方や、副作用が出やすい高齢の方は、医療機関を受診すべきです。NSAIDsのなかでも、副作用が起こりにくい「シクロオキシゲナーゼ（COX-2）選択的阻害薬（セレコックス®）」や、「アセトアミノフェン（カロナール®や市販のラックル®など）」を適切な用量で使用した方が望ましい場合も少なくないからです。

また、通常のNSAIDsを2週間以上にわたり連続服用すると、さまざまな副作用が起こる可能性が高まるため、症状が改善したら、薬はすみやかにやめましょう。

その後は、痛みの過敏性を抑える作用のあるノイロトロピン®やサインバルタ®、リリカ®、トラムセット®などが使われます。

第5章

姿勢が変われば腰痛借金は溜まらない！

腰痛借金を溜めないための「よい姿勢」

腰痛借金レベルの目安

本章では腰への負担の大きさを示す「腰痛借金レベル」を以下のように設定しています

腰痛借金	腰にかかる負担の大きさ
レベル1＝ 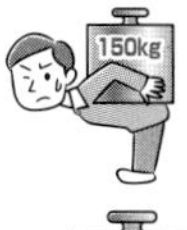	～150kg重
レベル2＝ 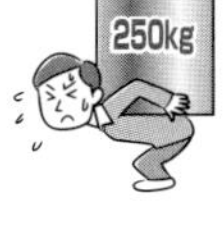	～250kg重
ギックリ腰が起こる危険水域（340kg重）	
レベル3＝ 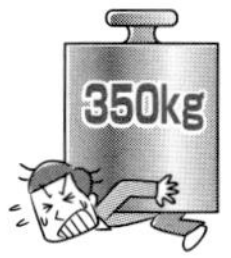	～350kg重

よい姿勢・悪い姿勢とは?

32〜36ページでも解説しましたが、自分の上半身にかかる重力が腰よりも前にあると、それを打ち消す力が背筋に求められるため、背筋や背骨に腰痛借金が溜まってしまいます。たとえば猫背の人の場合、骨盤が後ろ側に傾くことにより腰骨の位置も後ろ寄りになってしまいます。加えて、上半身の前傾により背すじが伸びた姿勢よりも腰の前側に重力がかかり、上半身を前に倒す力が大きくなるので腰痛借金が溜まりやすい姿勢と言えるのです。

逆に腰を反りすぎる姿勢もよくありません。この場合、腰の後ろ側に重力がかかり、上半身を後方に倒す力が大きくなるので、前傾させるときと同じように腰痛借金を溜めてしまうことになります。悪い姿勢で溜まった腰痛借金は、第4章の体操で解消できますが、まずは日常生活の姿勢を工夫し、腰痛借金を溜めないようにしたいものです。悪い姿勢を続けたり、その姿勢のまま動いたりすると、それだけ腰痛、さらにはひざ痛、肩・首痛発症のリスクが高まります。

では、「よい姿勢」とはどんな姿勢でしょう?

腰痛借金が溜まりにくい「よい姿勢」は、背筋がムダな緊張がなく自然に伸び、骨盤が適度に前傾している姿勢になります（100ページ）。この姿勢であれば、腰のすぐ近くに上半身の重力がかかるため、上半身を前傾させる力が生じにくく、腰痛借金は溜まりにくくなるわけです。この姿勢は、見た目にも美しいため、私たちは「美ポジ®」（Beautiful Body Balance-Position）と呼んでいます。この姿勢を、鏡を見ながら実際につくってみることが、よい姿勢＝「美ポジ」への第一歩になります。もし自室に自分の全身が見える鏡がなく、自分の姿勢がチェックできないという場合は、身近な人に携帯電話のカメラで自分の姿勢を撮影してもらって確認するとよいでしょう。

一方、前屈みになるときは「ハリ胸・プリけつ」の姿勢（101ページ）を心がけると、腰への負担を減らすことができます。重量挙げの選手がバーベルを持ち上げるときのポーズに近い姿勢と言えます。

立った姿勢での「美ポジ®」（よい姿勢）

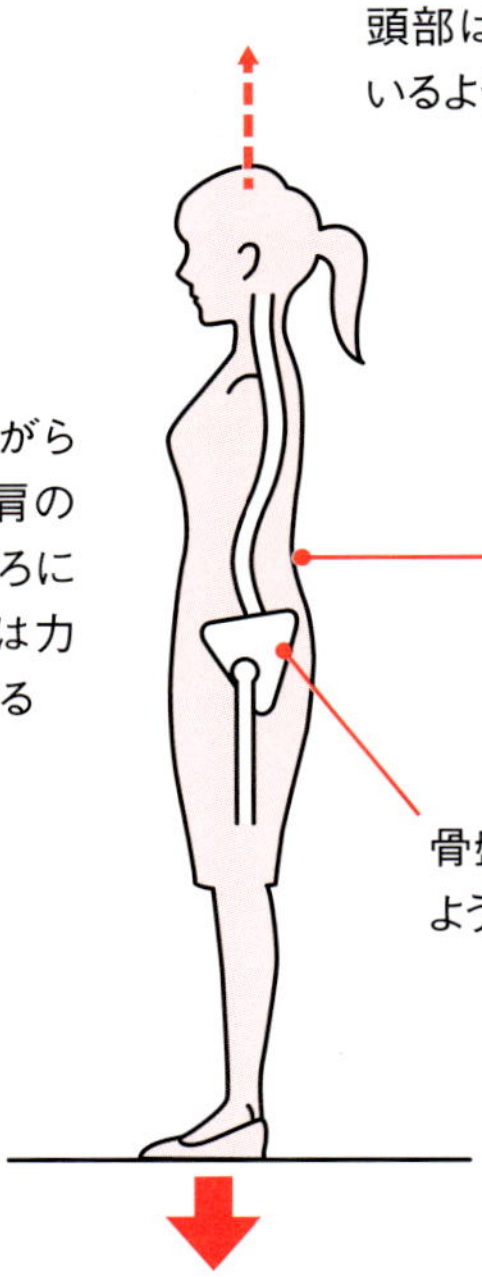

頭部は糸で吊られて
いるようなイメージで
お腹をへこませながら
息をゆっくり吐き、肩の
力を抜く。肩は後ろに
引きすぎない。腕は力
を抜いて横に下げる
腰を反らせすぎない
骨盤を軽く引き締める
ようなイメージを持つ

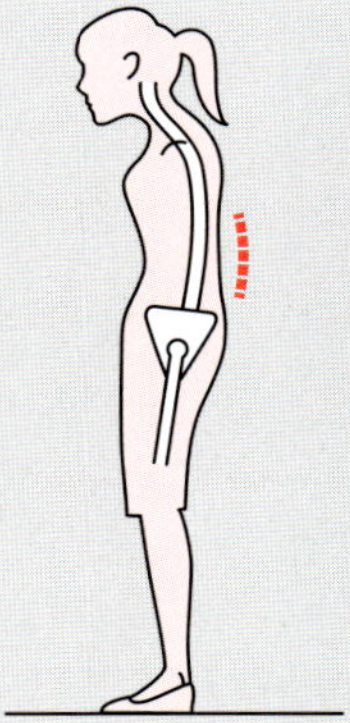

悪い姿勢の例（猫背）

背中が丸くなって頭（顔）が前に突き出ており、
骨盤が後ろに倒れて腰が後方に寄っている

※　スマホが手離せない若者や子ども（130ページ）
にも美ポジを意識させるようにしたい

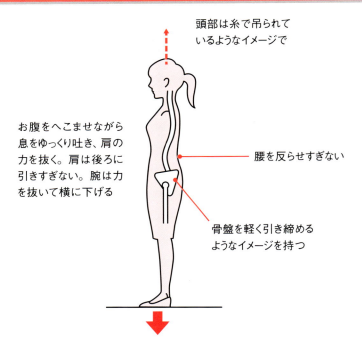

腰痛借金を溜めない「ハリ胸・プリけつ」

前

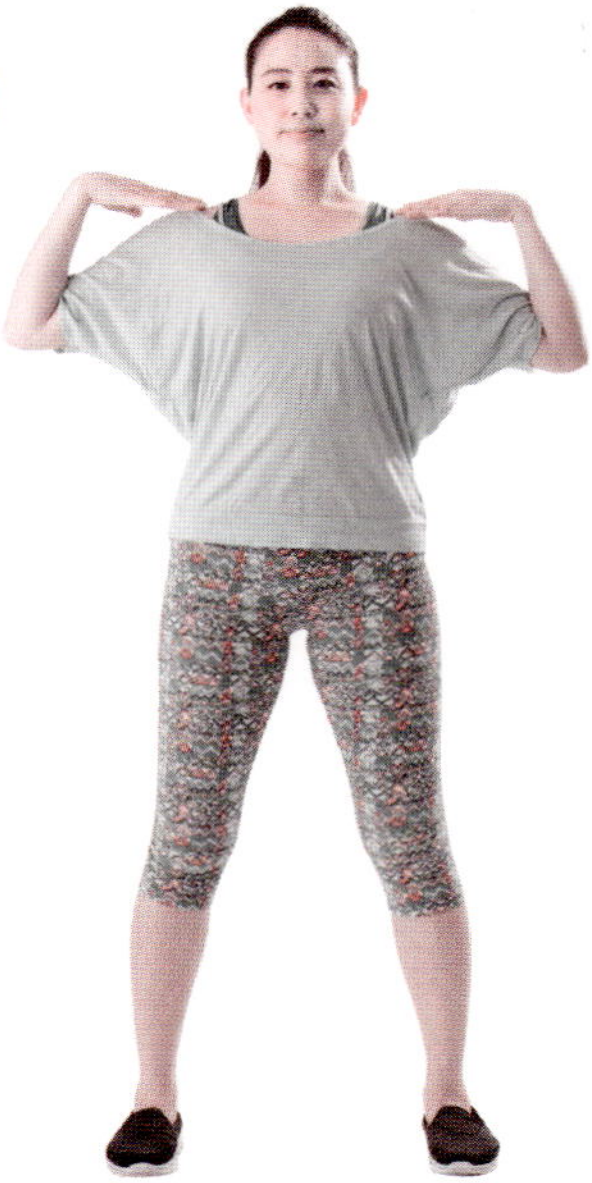

両手の中指を肩の骨に当てて、胸を張る（ハリ胸）。肩まで手が届かない方は胸の上のほうに中指を当てる

横

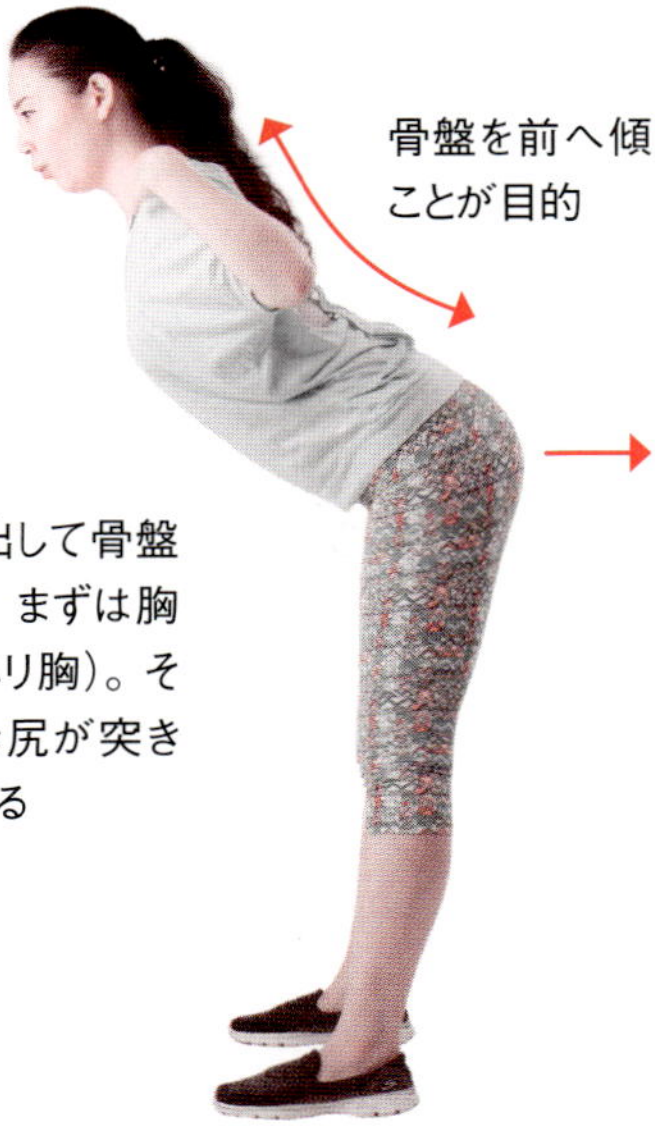

骨盤を前へ傾けることが目的

背中や腰を丸めずに、お尻を突き出して上体を傾ける（プリけつ）

いきなりお尻を突き出して骨盤を前へ傾けるよりも、まずは胸をしっかりと張る（ハリ胸）。そうすることで自然とお尻が突き出て「プリけつ」となる

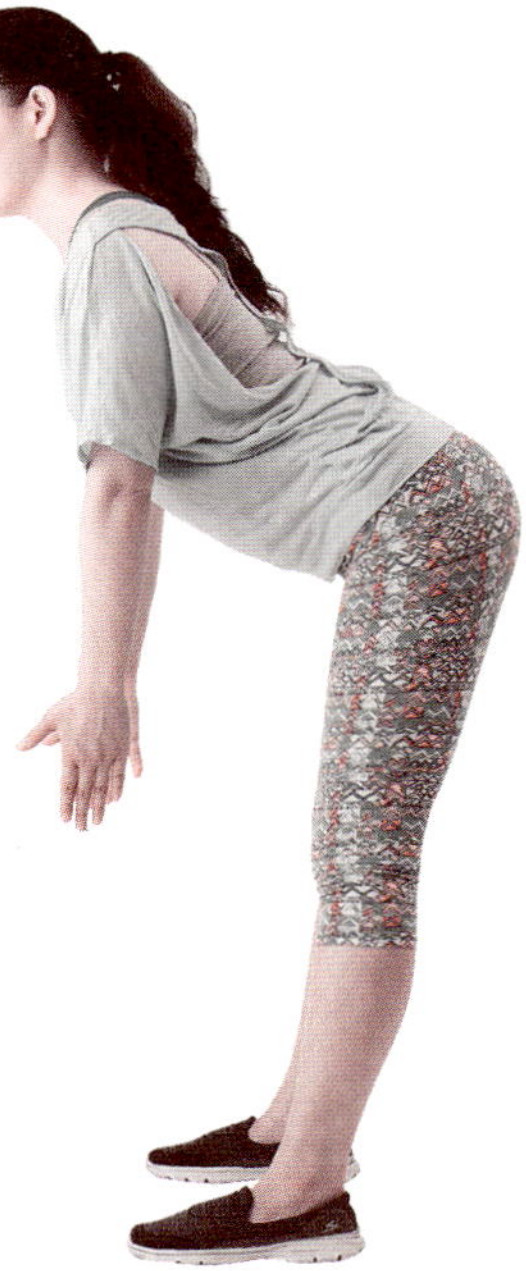

「ハリ胸・プリけつ」で自然に手をおろし、腰の近くで作業できることを脳と体に覚えさせる

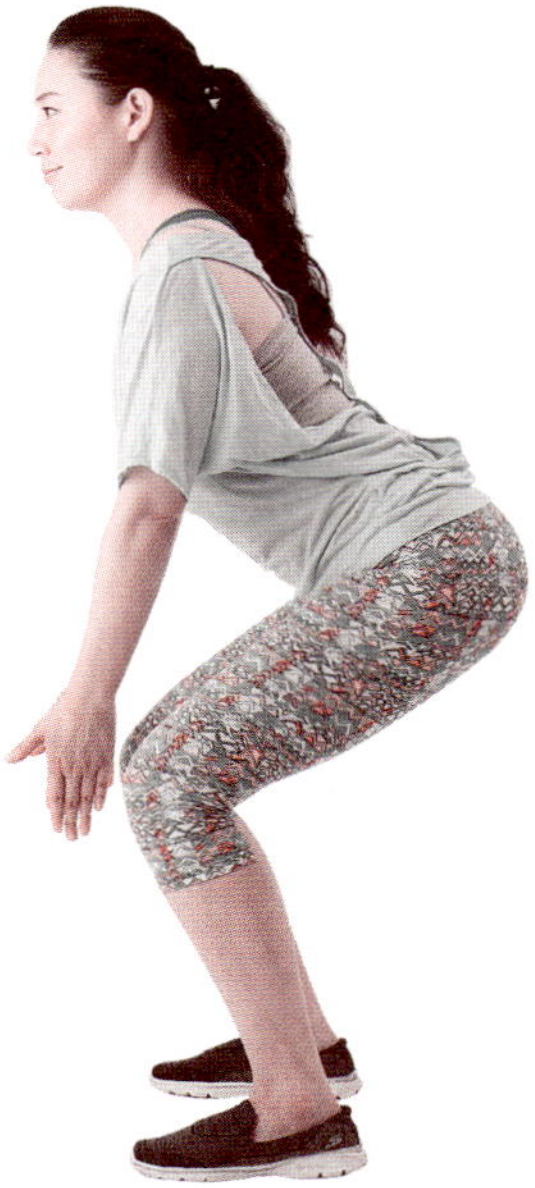

何かを持ち上げるときは、この姿勢から徐々にひざを曲げていく。「ハリ胸・プリけつ」でひざを曲げると、腰に大きな負担がかからない

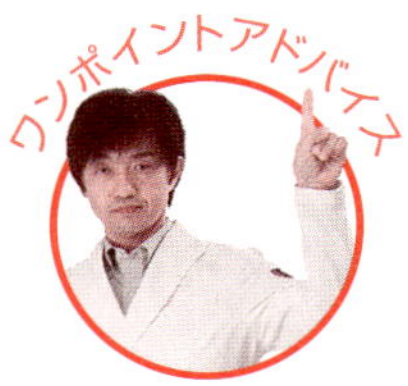

何かを持ち上げるときこそハリ胸・プリけつの姿勢で！

何かを持ち上げようとするとき、無防備に前屈みになると、一気に腰痛借金が増え、ギックリ腰を引き起こしかねません。重い物を持つときはもちろん、洗顔や掃除機がけ、あるいは子どもを抱きかかえるなど、日常的に前に屈む動作をする際には、ぜひ「ハリ胸・プリけつ」を意識する習慣をつけてみてください。

悪い姿勢の典型「猫背」にさよなら!

猫背改善体操

肩や腕の筋肉を調整する肩甲骨を動かして猫背を矯正し、
背骨を自然なS字カーブに整えることで、肩こりの予防・改善にもなります。

1 左ひじを大きく回す

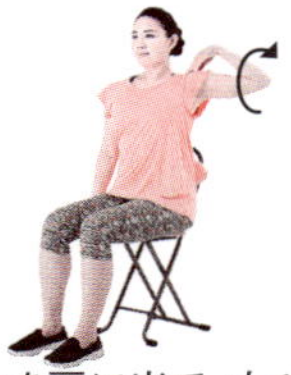

指先を肩に当て、左ひじのみを上げ、胸を張ったままひじを後ろに回す

2 右ひじを大きく回す

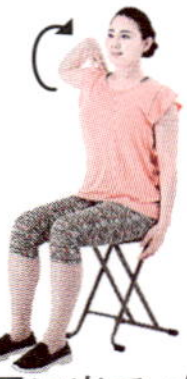

指先を肩に当て、右ひじのみを上げ、胸を張ったままひじを後ろに回す

3 両指を肩に当てる

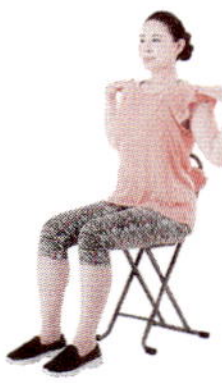

次に左右の肩甲骨を動かす準備をする。ひじを曲げて指先を肩に当てる

4 ひじを上に回す

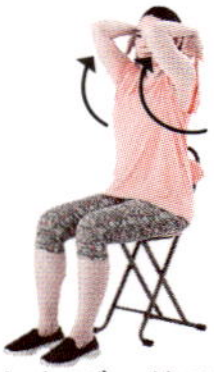

ひじを上げ、後ろ回りに円を描くように回し始める

5 ひじを後ろに回す

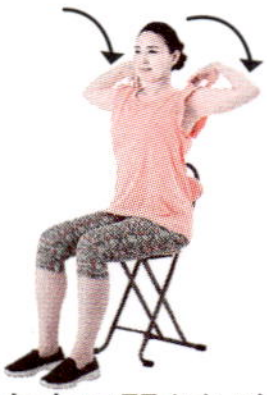

ひじを左右に開きながら、後ろに大きく回し、左右の肩甲骨を寄せる

6 小さく前にならえ

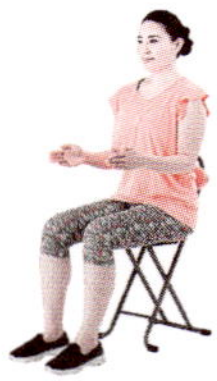

背筋を伸ばした美しい姿勢で脇を締め、小さく前へならえをする

7 手のひらを上にする

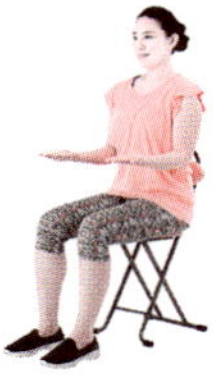

内側に向けていた両手のひらを上に向ける

8 肩甲骨を寄せる

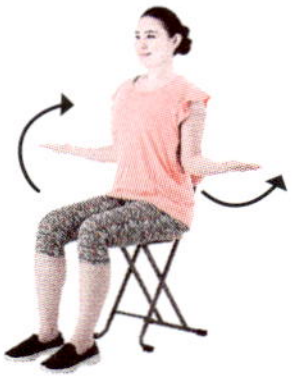

脇を締めたまま両手を真横に開き肩甲骨をギュッと寄せ、5秒間キープ

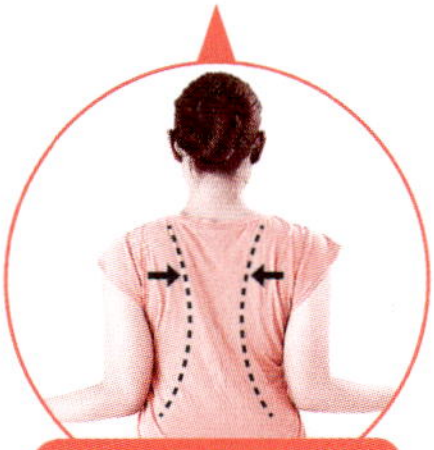

後ろから見ると

左右の肩甲骨は、できるだけギューッと内側に寄せ、その後一気に脱力

日常生活動作①
歩く

歩くとき、動作の中心は足（下半身）で、上半身には前と後ろへの力（慣性力と言います）が交互にかかっているため、前に足を着く際は、下半身が後方へのブレーキをかけなければなりません。このブレーキ動作を支えるのが、背筋の収縮なのです。歩いているときは常にこの背筋の収縮がくり返されます。この背筋の収縮も、腰痛借金が溜まることを意味します。平成26年度の厚生労働省の調査によれば、1日の平均歩数は成人で約6～7000歩。もし悪い姿勢で歩いていれば、1歩1歩が腰痛借金の蓄積につながってしまうのです。

よい歩行姿勢は、100ページの「美ポジ」が基本。このとき、①しっかりかかとから着くこと、②大股で歩くこと、③腕を大きく振ること、の3つを意識するようにしましょう。②③の実践は、足を振り出すのに重要な骨盤を支える筋を働きやすくし、自然にバランスよく筋が鍛えられ、さらに姿勢がよくなります。

腰痛借金
レベル1

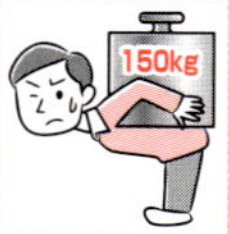

歩くときに体にかかる力

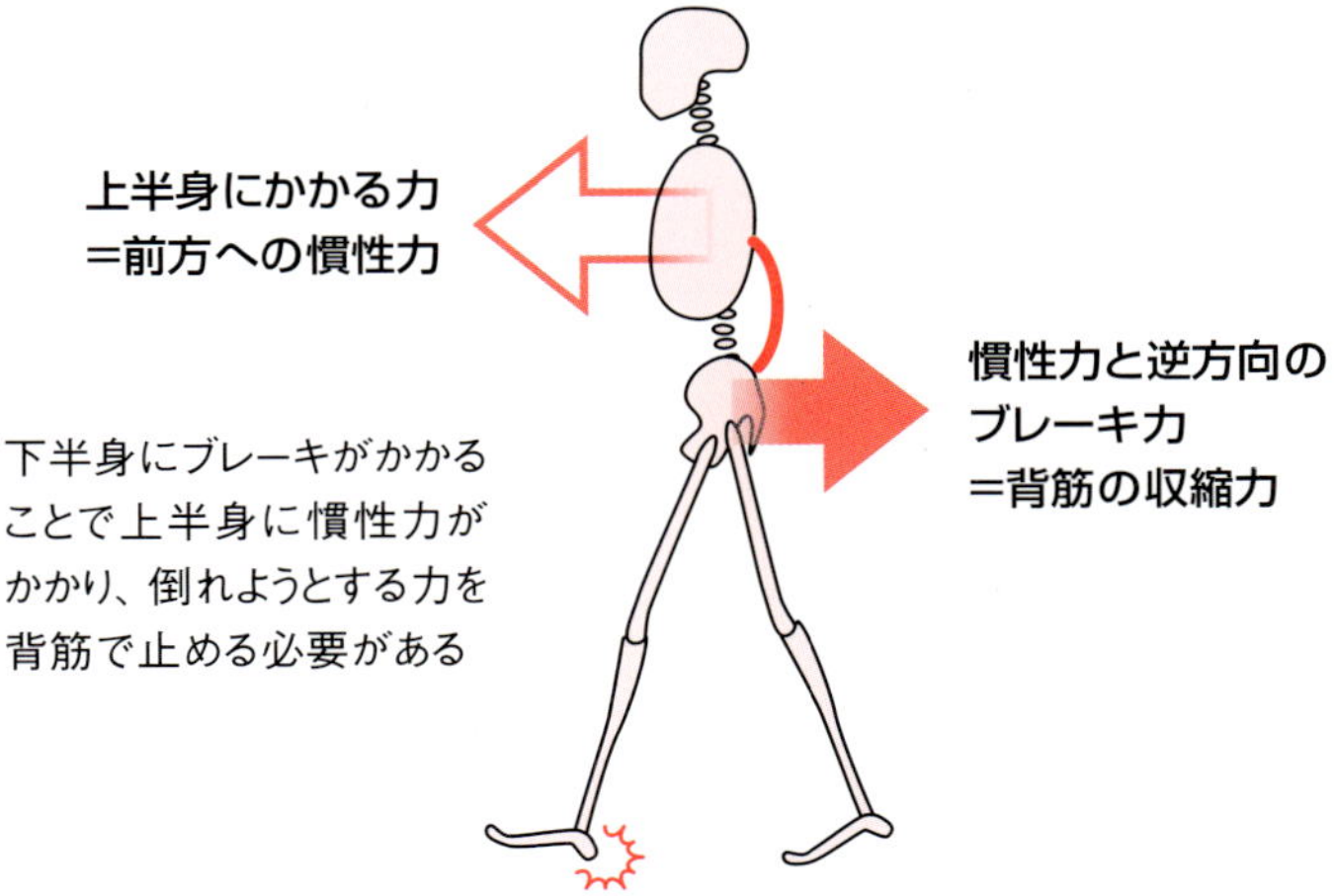
上半身にかかる力
＝前方への慣性力
慣性力と逆方向の
ブレーキ力
＝背筋の収縮力
下半身にブレーキがかかる
ことで上半身に慣性力が
かかり、倒れようとする力を
背筋で止める必要がある

よい歩き方・悪い歩き方

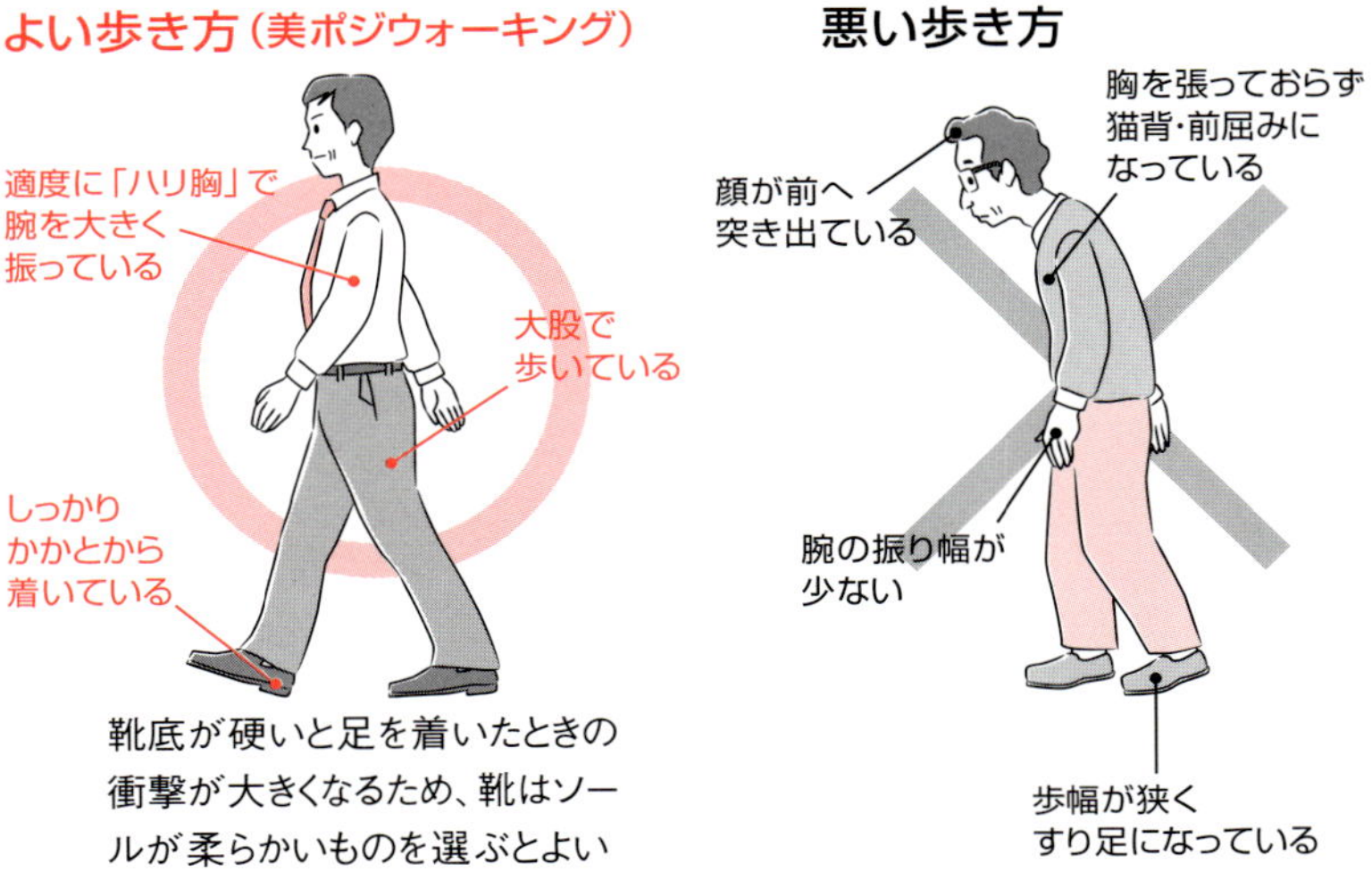
よい歩き方（美ポジウォーキング）
適度に「ハリ胸」で
腕を大きく
振っている
大股で
歩いている
しっかり
かかとから
着いている
靴底が硬いと足を着いたときの
衝撃が大きくなるため、靴はソー
ルが柔らかいものを選ぶとよい
悪い歩き方
胸を張っておらず
猫背・前屈みに
なっている
顔が前へ
突き出ている
腕の振り幅が
少ない
歩幅が狭く
すり足になっている

日常生活動作②

立ち上がるとき・座るとき

腰痛借金
レベル2

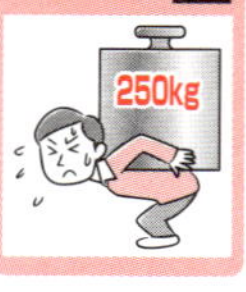

立ち上がりや座る動作では、瞬間的に大きな腰痛借金を負ってしまうことがあります。というのも、立ち上がるときは、上半身を前方に倒し、体の重心を足へと移動させる必要があります。上半身を前へ倒す動作は、背筋の力が必要になる動作ですので、とくに猫背の方では、骨盤が後ろに倒れたまま〝谷折り〟のような極度な猫背姿勢になり、よけいに腰痛借金を溜めてしまうのです。

立ち上がるときは、骨盤を後ろに倒さず、骨盤を立てたまま立ち上がることがポイントです。１０１ページの「ハリ胸・プリけつ」を意識しましょう。

またこのとき、ふくらはぎの後ろ側が座面に当たらない程度にイスの脚の間に自分の足をしっかりと引き入れ、足がイスにより近い位置から立ち上がると、体を前に倒しすぎずに立ち上がることができます。

立ち上がり・座り時のよい姿勢・悪い姿勢

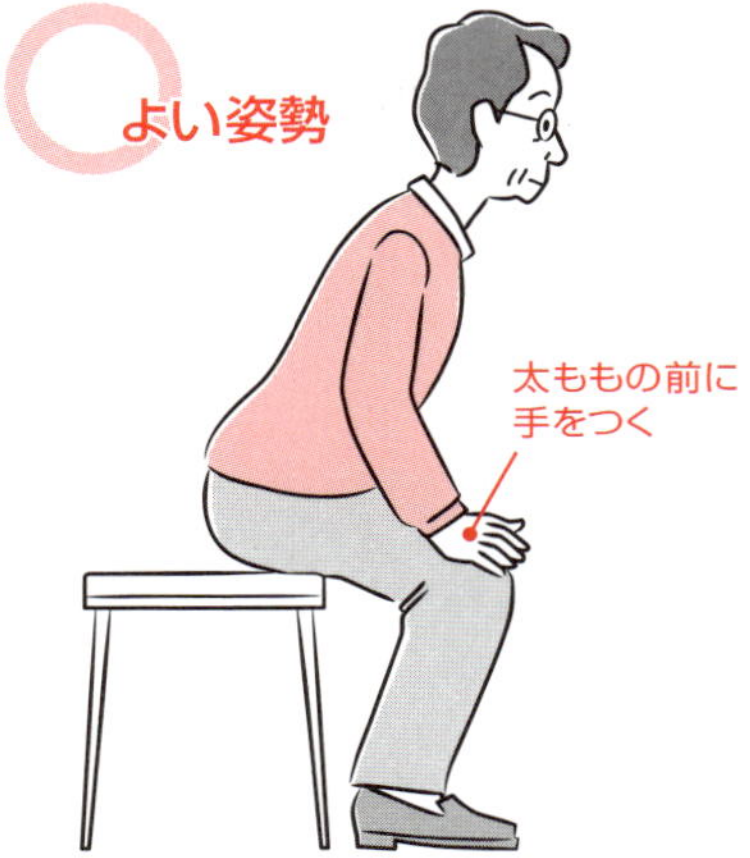

「ハリ胸」を意識すれば背筋だけでなく股関節の力を使って立ち上がることができ、腰への負担が少ない

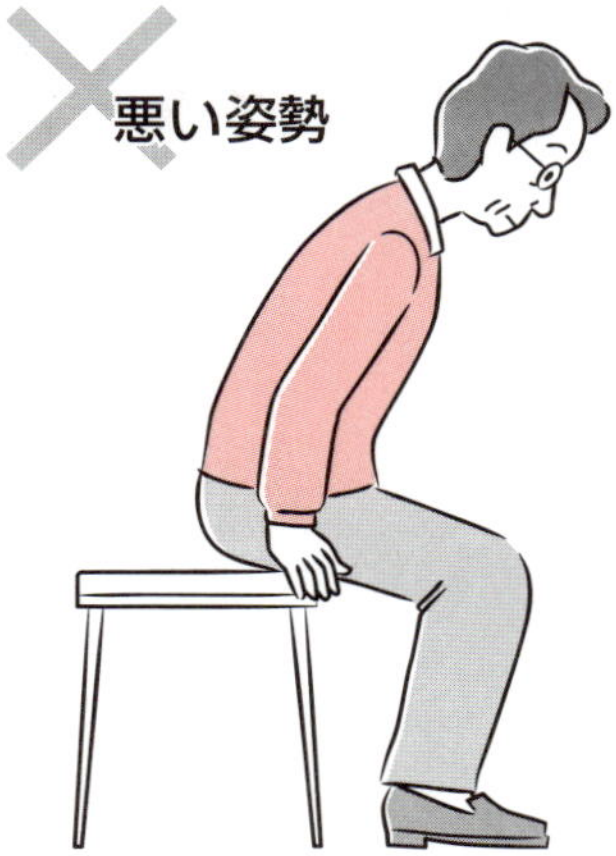

猫背で骨盤が後ろに倒れた状態になっているため、背筋・背骨に負担がかかり腰痛借金が溜まりやすい

イスのひじかけに手をつき、上半身の重さを支えるのも効果的です。支えになるひじかけがない場合は、「ハリ胸」の状態のままで、太ももの前に手をついて立ち上がるとよいでしょう。

座るときは、立ち上がりのときと同様の姿勢づくり、動作をしましょう。とくに猫背の方は、骨盤を立てた姿勢で座るように強く意識しましょう。座るときもしっかりとイスに足を近づけ、ひじかけや太ももを上手に利用して座るようにしましょう。

日常生活動作③
寝具からの起き上がり

腰痛借金
レベル2

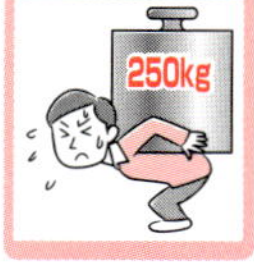

基本的に寝ているときは腰痛借金が溜まりにくい状態ですが、じっとしていると腰の潤滑材である「脊髄《せきずい》液《えき》」や「筋の血流」が流れにくくなってしまいます。その状態で腰を急に動かすと、とたんに大きな負荷がかかります。とくにガバッと急に体を起こすと、骨盤が後ろに倒れた状態で上半身を起こすことになり、とても腰痛借金が溜まりやすい動作と言えます。これでは、みずからギックリ腰になろうと言わんばかりの、大きな腰痛借金を負うことになります。

ベッドから起き上がる際には、まず①寝たまままきちんと横向きの姿勢になることが先決（左上図）です。そして②足から床に降ろし、③ひじと手を使って上半身を起こします（左下図）。布団から起き上がる際も、同様の姿勢で起き上がる形になりますが、ベッドのように高さがなく足を下におろすことができないため、なるべく体が横方向にくの字に曲がらないよう努力しましょう。

寝具からの起き上がり方

1 仰向けの状態で足をそろえてひざを90度に曲げ、その姿勢のままベッドの上で横向きになる。このときベッドの端に足が来るようにし、上側の手のひら、下側の手のひじをベッドにつける

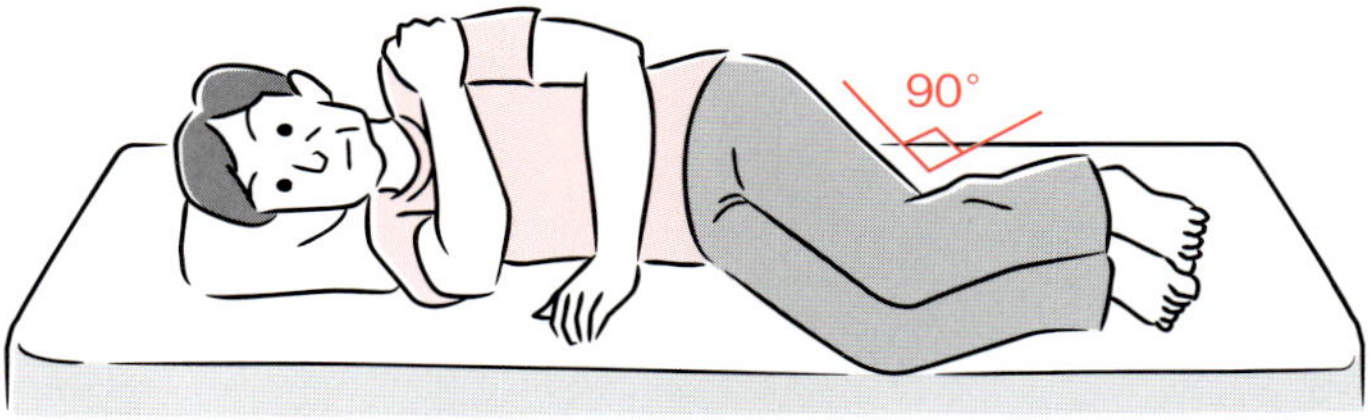

2 ベッドについた手のひらとひじで体を支えながら、頭を枕から上げる。このときに上半身を起こすのと連動させるように両足をベッドから床へおろす。寝るときはこれと逆の手順で横になる

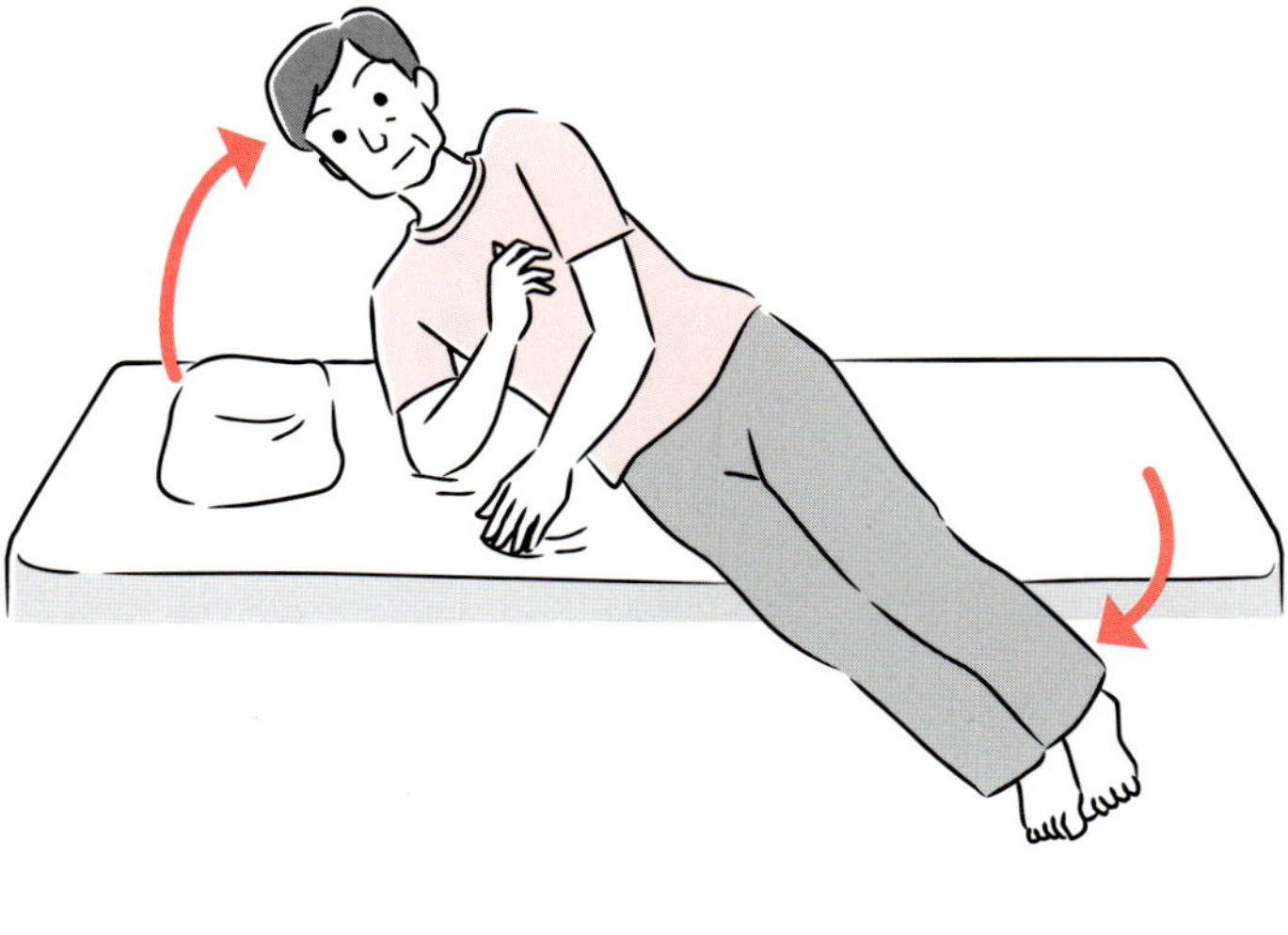

日常生活動作④

前屈みの動作全般

腰痛借金
レベル2

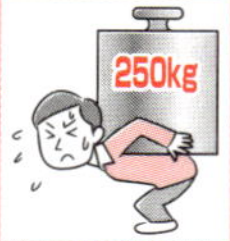

洗顔、皿洗いや掃除機をかけるなどの家事、靴下を履く、これらの動作に共通するのは、前屈みの姿勢を強いられることです。そのため、日常生活の中では比較的に腰痛借金を溜めやすい作業・動作と言えます。場合によっては、数分以上、前屈みにならなければなりません。こうした動作にも、対応策はあります。もっともいい方法は、前屈みにならないよう作業台やシンク、洗面台を高くすることです。しかし、住環境の改善は、簡単にはできません。

私たちがオススメする方法は、作業台や洗面台の前に、10㎝程度の踏み台を置くこと。その台に片足を乗せ、骨盤を少しだけ前へ突き出し猫背にならないように意識すれば、骨盤を中心にラクに体を前へ倒せます。

長時間の作業の場合は、台に乗せる足をときどき入れ替えましょう。また、靴下を履くときは、壁に背中からもたれかかることで、腰に負担をかけずに履くことができます。

身支度・家事などでの悪い姿勢

例：口をすすぐとき

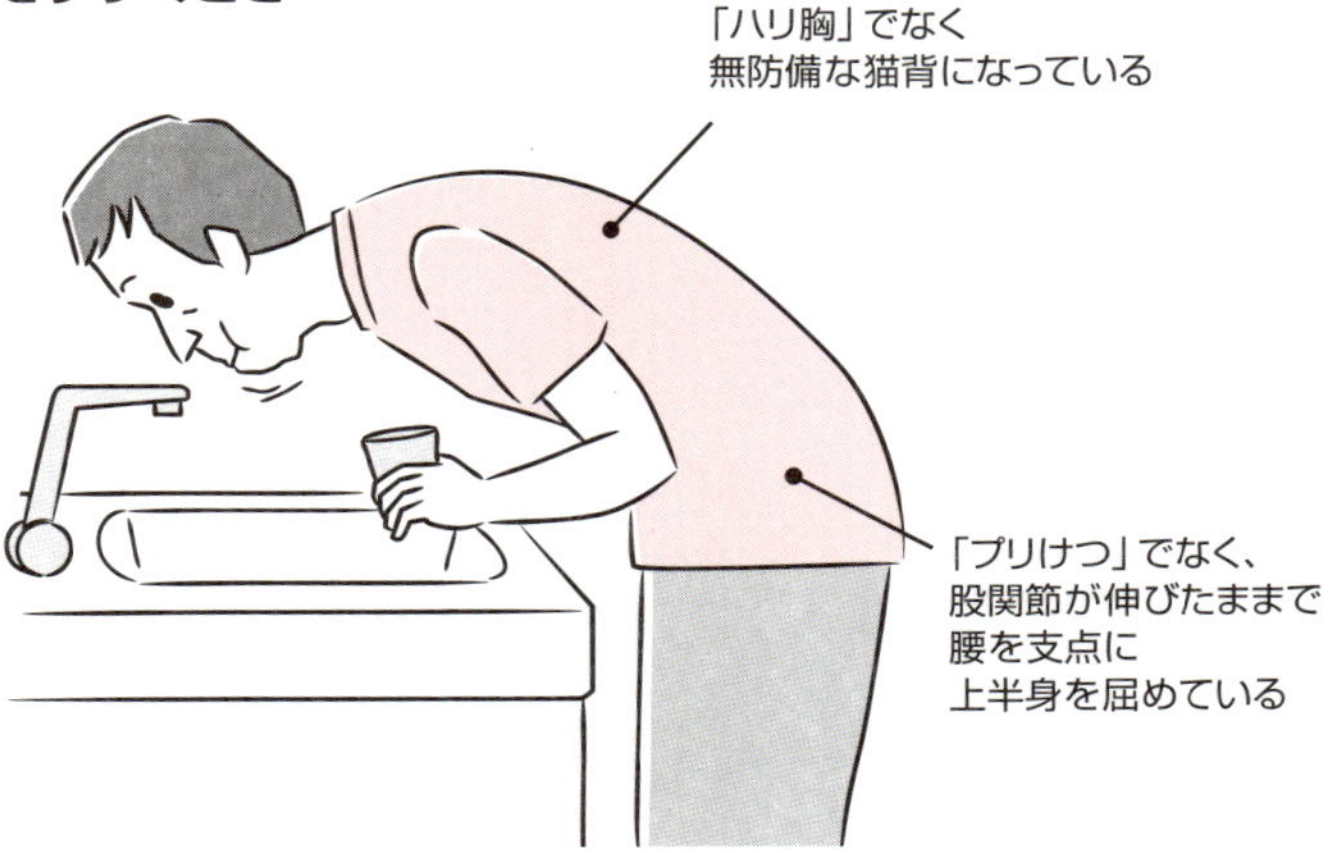
「ハリ胸」でなく
無防備な猫背になっている
「プリけつ」でなく、
股関節が伸びたままで
腰を支点に
上半身を屈めている

身支度・家事などでのよい姿勢

例：身支度をする場合（靴下を履くとき）

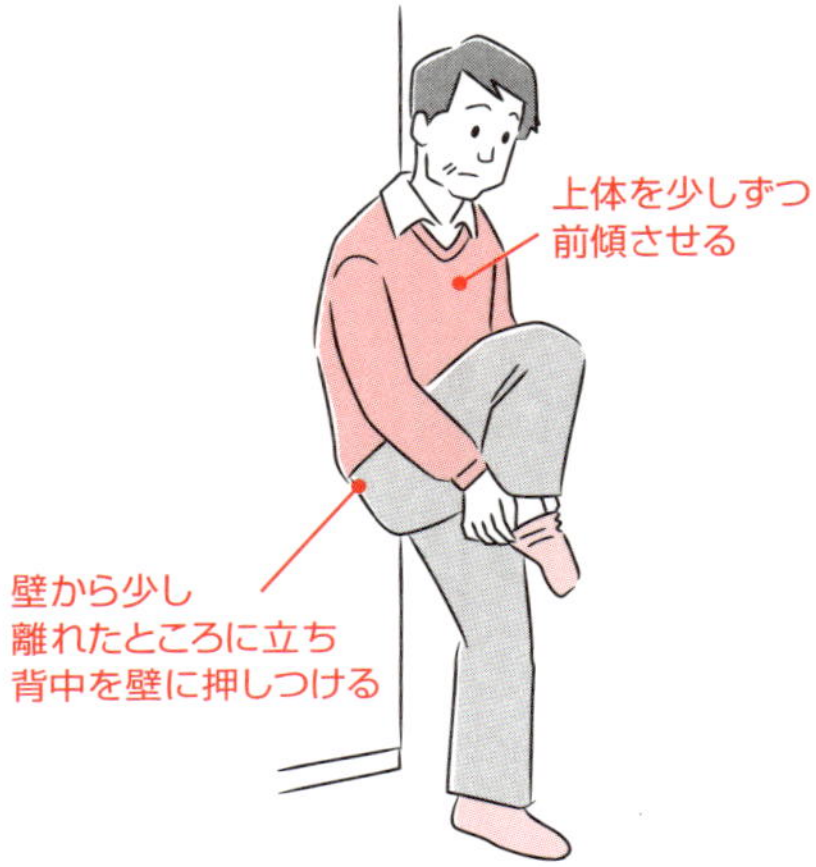
上体を少しずつ
前傾させる
壁から少し
離れたところに立ち
背中を壁に押しつける

例：キッチン・洗面所の場合

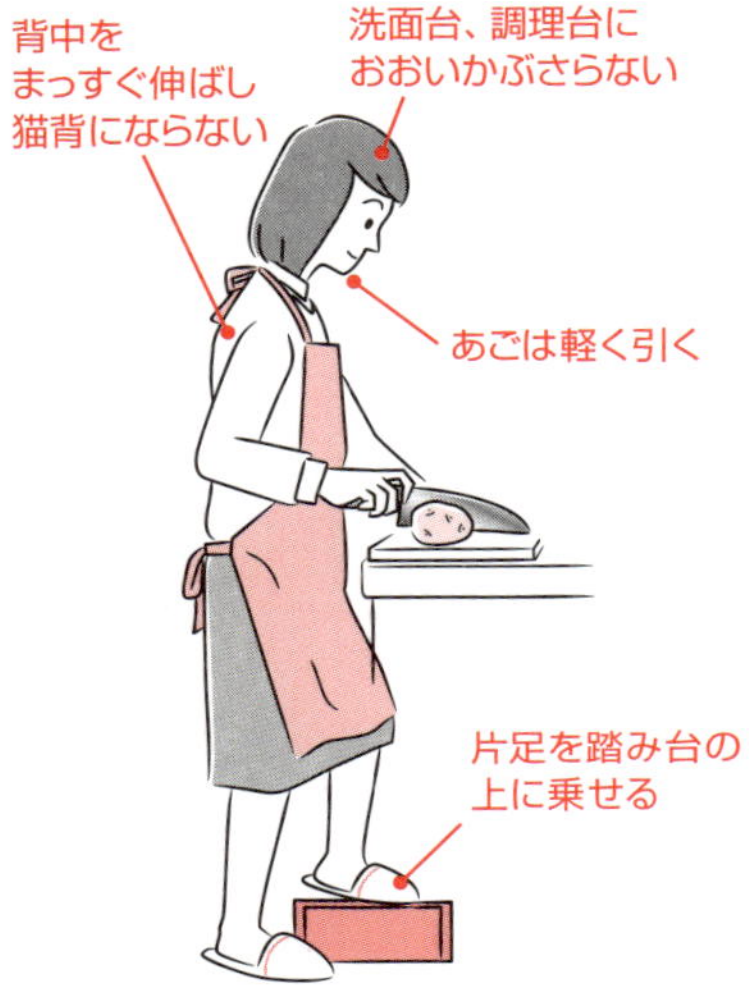
背中を
まっすぐ伸ばし
猫背にならない
洗面台、調理台に
おおいかぶさらない
あごは軽く引く
片足を踏み台の
上に乗せる

日常生活動作⑤
座っているとき

腰痛借金
レベル1

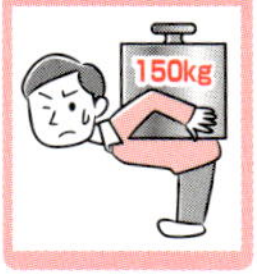

座った姿勢は、立った姿勢よりも腰への負担が大きくなります。その理由は、座る際に骨盤が後ろに倒れ、猫背になりやすいことがあります。猫背では常に背筋を使うため、じわじわと腰痛借金が蓄積されてしまうのです。

座ったときに骨盤の前傾状態をキープするのは、実際には難しいでしょう。ですから、自分自身によい姿勢を維持するための意識づけをするとともに、これを維持するための環境を整えることが重要です。

もっとも簡単な方法では、厚手のタオルをたたんでお尻の後ろに敷き、高さを少しつける「これだけクッション」（90ページ）があります。お尻の後ろ側を高くすれば、骨盤が後ろに倒れるのを防ぎやすくできます。

また、イスを適切なものに変えることもひとつの手です。とくに私たちは、ランバーサ

デスクワーク時の座り方

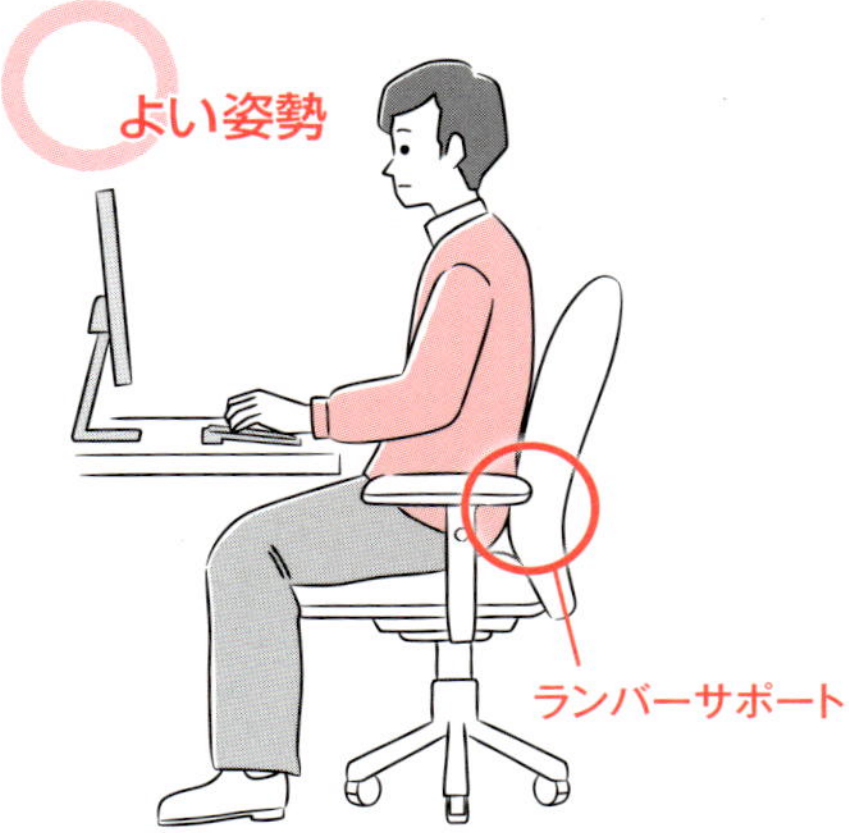

ランバーサポートに腰をピッタリとくっつけることで、背中全体がイスに支えられ、骨盤が後ろに倒れにくく猫背を防ぐことができる

長時間机に向かう作業をしていると、猫背になりやすい。お尻が前にずれて骨盤が後ろに倒れており、腰がイスに支えられていない

ポート（イスの背もたれの下に付いている腰部分に当たるでっぱりのこと）が付いているイスをオススメします。

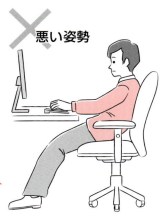

しかし、ランバーサポートが付いていても、お尻を前にずらしてだらしなく座るなど、ランバーサポートの位置が合わないまま座っている場合は、猫背の姿勢と同じように腰痛借金が溜まってしまいます。

長時間イスに座る仕事をしている方で、座り姿勢が適切になっていないと感じる場合は、自分の身長に合ったイスに交換することをオススメします。

日常生活動作⑥

持ち上げ

荷物を持ち上げる場合、「よい姿勢」の際に腰への負担が３１０kg重程度に抑えられるのに対し、「悪い姿勢」の場合は４２０kg重になってしまいます。姿勢に注意するだけで、小柄の力士１人分程度の腰への負担を減らせるのです。ちなみに「腰痛借金限度額」とも言える、腰への負担を考慮した国際基準では、３４０kg重を目安として、それ以上の負担が腰に生じる動作を避けるよう推奨しています。悪い持ち上げ姿勢は、この基準を大きく越えているのですから、たった一度の動作でギックリ腰になる可能性もあるわけです。

持ち上げるときの基本姿勢は「ハリ胸・プリけつ」（１０１ページ）です。このときのポイントは、腰の部分をいかに荷物に近づけるかにあります。なかなか難しいですが、おへそを荷物に近づけるよう意識することで、荷物を自然とウエスト部分に近づけることができ、よい姿勢で持ち上げやすくなります。

腰痛借金
レベル3

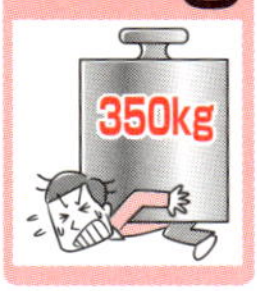

腰痛借金を溜めない持ち上げ姿勢

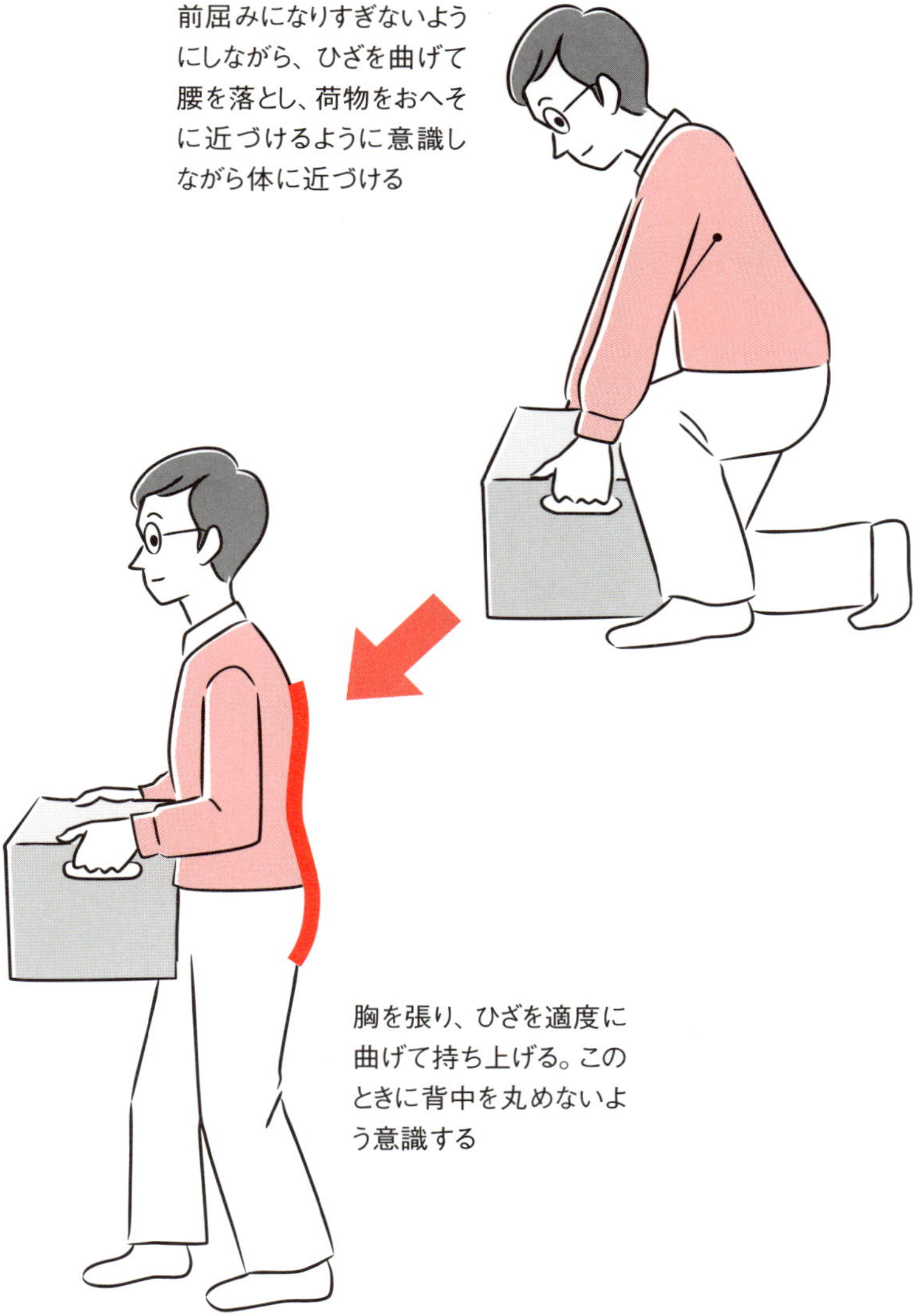

前屈みになりすぎないようにしながら、ひざを曲げて腰を落とし、荷物をおへそに近づけるように意識しながら体に近づける

胸を張り、ひざを適度に曲げて持ち上げる。このときに背中を丸めないよう意識する

日常生活動作⑦

介助動作

　介助動作は、動作の中でもとくに腰痛借金を増やしやすい動作です。その中でも負担がもっとも大きいのは、被介護者を車いすからベッドなどに移動させる動作です。このときに介助する側は、被介護者の体重を大きく受ける形になりますが、無防備な悪い姿勢であれば腰には５００kg重以上の負担がかかってしまいます。

　人を持ち上げる際には、荷物と違い形が定まらず不安定になるため、持ち上げ動作のように姿勢を工夫して、負担を軽減することが難しくなります。ですので、できるだけ介助動作をサポートする「リフト」と呼ばれる移乗補助具を使うことをオススメします。

　リフトがないなど、やむをえず介助動作のような負担の大きな動作を行った場合は、動作の前後でしっかり「これだけ体操」（64ページ）を行って、腰痛借金を少しでも減らすよう努めましょう。

腰痛借金
レベル3

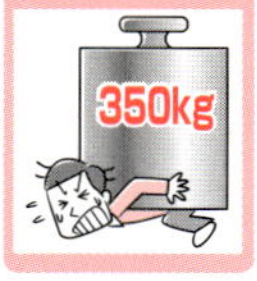

腰への負担が大きい被介護者の持ち上げはNG!!

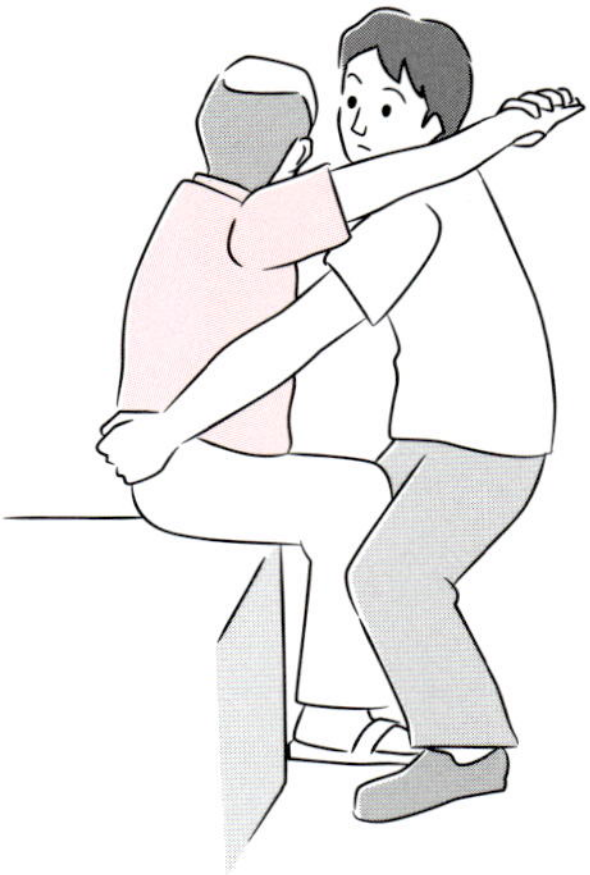

理学療法士や看護師、介護士は、被介護者の体重を地面に逃がすことで持ち上げる負担を減らす専門技術の習得をめざすが、この専門技術を身につけないままこの動作を一般の人が行うのは危険。一方、上手な介助動作でもそれなりの負担が腰にかかることは間違いない

介助動作をサポートする移乗補助具「リフト」

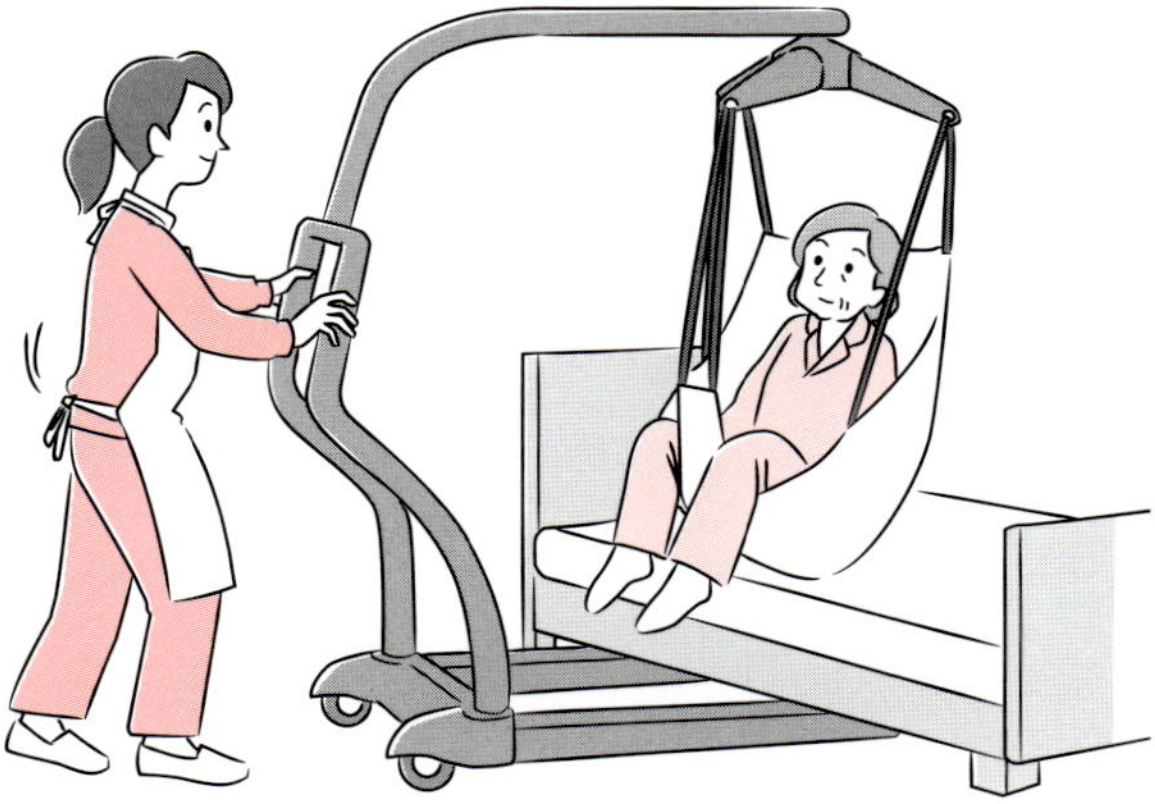

介護保険制度を使えば、リフトは自己負担１割の価格でレンタルすることができる。使い方を覚えれば非常に介助がラクになるだけでなく、被介護者も安心できるだろう。介護職の人はもちろんのこと、在宅介護でも導入していくとよいだろう

日常生活動作⑧

せき・くしゃみ

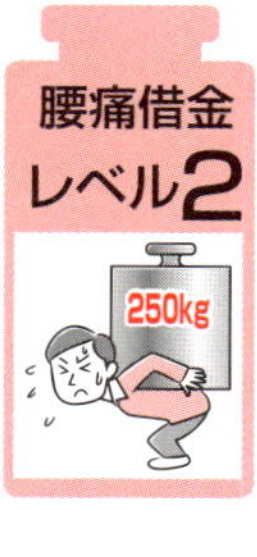

せき・くしゃみの瞬間にギックリ腰になるという話を耳にすることがあります。これらの動作では腹筋を使いますが、腹筋は体の表側（背筋の反対側）にあるため、腹筋を使うと体が強制的に前屈みになります。この際、腹筋の収縮は急激に行われるため、腹筋力を打ち消すためには少なくとも１６０kg重もの背筋力が必要になります。

くしゃみでは、その仕方にもよりますが、最大３００kg重の負荷がかかったという例もあります。せきの方がくしゃみよりも負担は少ないですが、風邪やぜんそくでは頻度が多くなるため、腰痛借金の累積に注意が必要になります。

せき・くしゃみで腰痛借金を増やさないためには、動作の直前にどこかに手をつき、前屈みになる勢いを逃がす方法が有効です。正面に壁があれば、壁に手をつき、前屈みにならないようにしましょう。近くに机がある場合は、机に片手をつき、もう一方の手を口に当てます。もし、手をつくところがない場合は、少しハリ胸で太ももの前側、ひざの上あたりに手をつきましょう。このとき、猫背にならないように注意してください。「たったそれだけ？」と思うような動作ですが、負担は通常のくしゃみ時の半分以下に減らすことができます。

ギックリ腰を予防する せき・くしゃみの仕方とは？

×せき・くしゃみ時の悪い仕方

壁や机といった支えがなく、せきやくしゃみの勢いにまかせて前屈みになってしまう

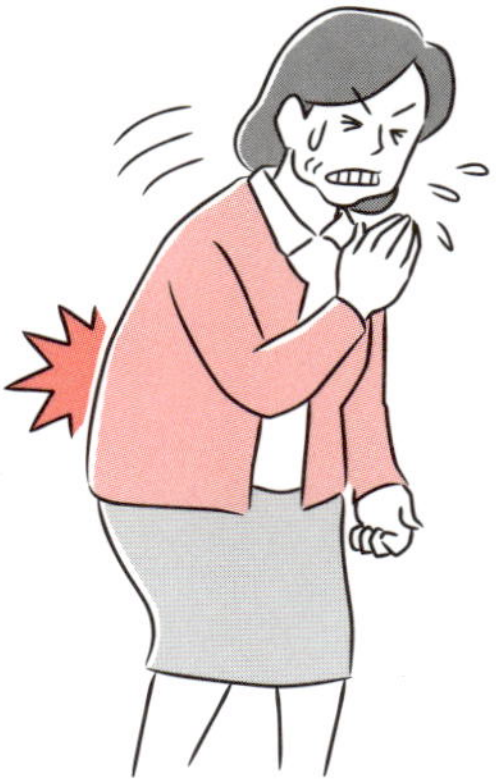

○せき・くしゃみ時の安全な仕方

壁や机に手をつき、前屈みになる勢いを逃がす。壁や机がない場合は太ももやひざに手をつくとよい

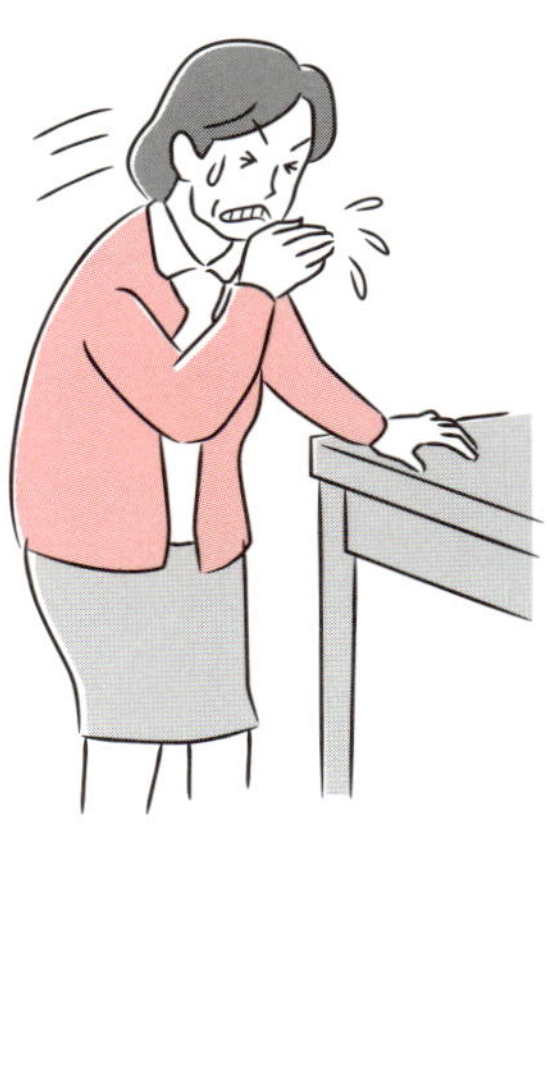

日常生活動作⑨

高齢者の階段の昇り降り

腰痛借金
レベル1

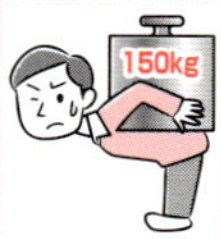

腰痛やひざ痛を抱えるご高齢の方が階段の昇り降りで苦労している場面は、しばしば目にする光景です。とくに階段の昇り動作の際、ご高齢の方は前屈み姿勢になりがちです。これは、前屈み姿勢になることで、加齢にともない低下したひざ関節まわりの力の代わりに、股関節まわりの力を使うためです。しかし前屈み姿勢では、当然腰への負担が増えてしまいます。階段の昇り動作の際、前屈み姿勢になりがちな方に関しては、積極的に手すりを使用することをオススメします。手すりの使用は上半身の体重を支え、かつ手すりを引く力によって前屈み姿勢になりすぎずにすみます。

ひざが悪い方が階段を降りる場合、体をまっすぐにして降りるとひざ関節の負担が増えてしまうので、階段の壁面を背に斜め45度くらい、もしくは壁面に向かって手すりにつかまり横向きで降りることでひざ関節への負担を軽減できます。

円背など猫背になりやすい方は……

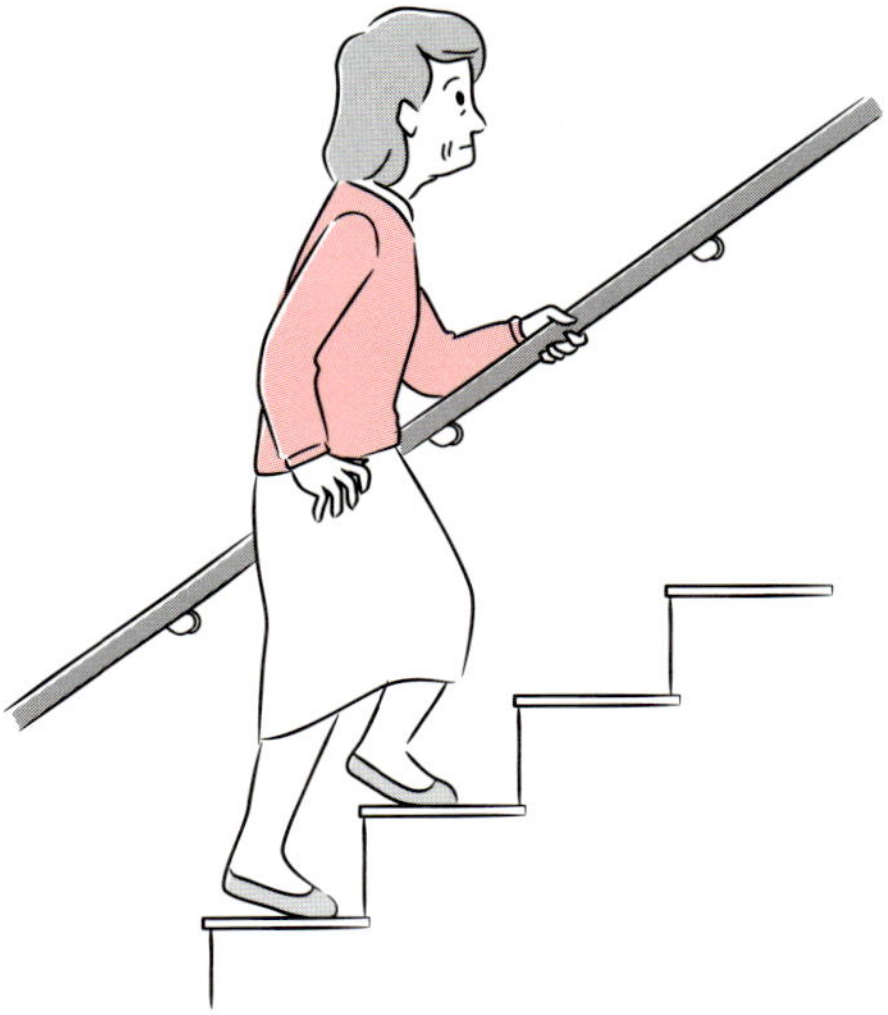

階段を昇るとき

ご高齢で、とくに円背（46ページ）といった猫背の姿勢の方は、積極的に手すりを使い、前屈みになりがちな姿勢を支えるとよい。それによりひざへの負担を減らし、さらに手すりを引く力によって過度に前屈み姿勢になるのを防げる

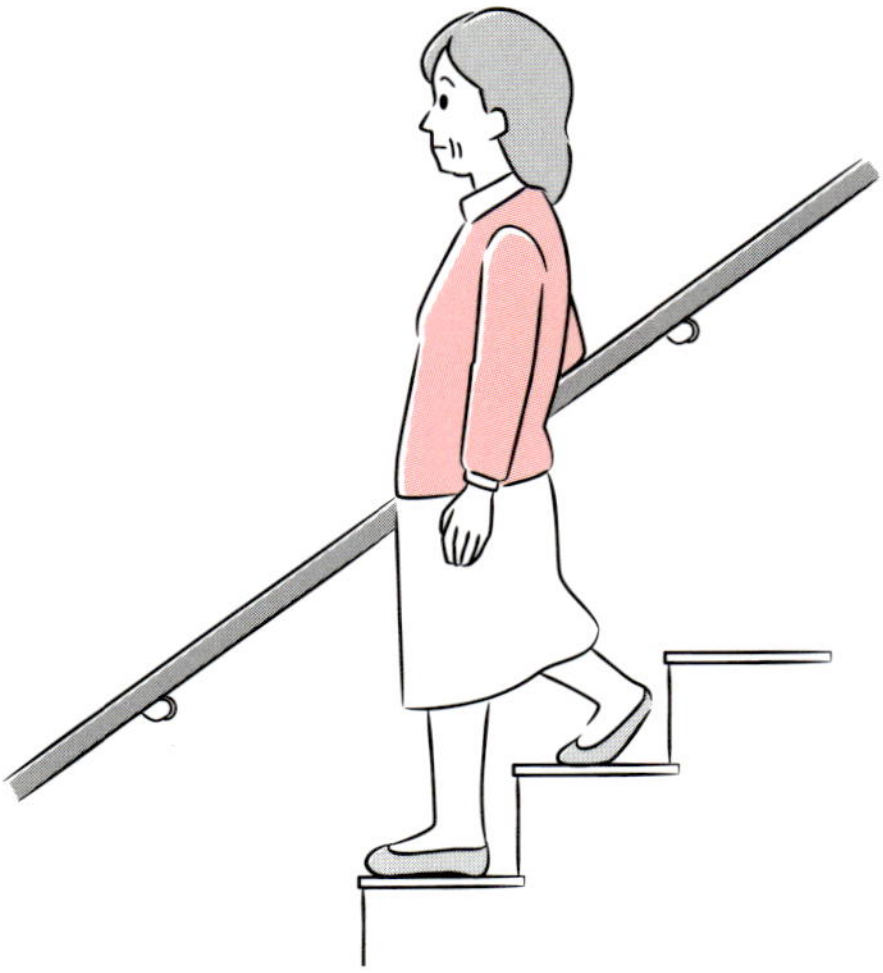

階段を降りるとき

降りるときも手すりを使い、できるだけ前屈みにならないようにする。手すりを使うことは転落防止にもつながる。ただし、ひざや足が悪い方は、横向きで降りるなど工夫が必要なこともある

その他①
乳幼児の子育て

子育ての際は、必然的に前屈みになることが多く、腰痛借金の蓄積を強いられてしまいます。たとえばおむつ交換では、ある程度の時間、前屈みになりがちです。おむつ交換台の高さを調節して前屈み姿勢をできるだけ避け、前屈みになる場合は「ハリ胸・プリけつ」（101ページ）を意識しましょう。

もっとも負担が大きいのは「抱っこ」ですが、この場合は子どもをなるべく体に近づけ、腰から近い位置で抱くようにしましょう。また、片側の骨盤に赤ちゃんのお尻を乗せて抱きかかえるのは、左右のバランスがくずれるため腰によくありません。抱きかかえるときは、ベビースリング（※）を使い、腰への負担を軽減します。ベビースリングを使って赤ちゃんをおんぶするのも効果的です。幼児を抱き上げる場面でも基本的には赤ちゃんと同じですが、言葉を理解できるのであれば、子どもの協力を得て（左下図）負担を軽減しましょう。

※　ベビースリング……いわゆる、抱っこひものこと

乳幼児を抱きかかえるときの正しい姿勢

子育ての際、とくに産後の妊婦さんの体は腹筋や背骨・骨盤周辺のじん帯が伸びて弱まっているため、一層の配慮が必要です

赤ちゃんを抱き上げるとき

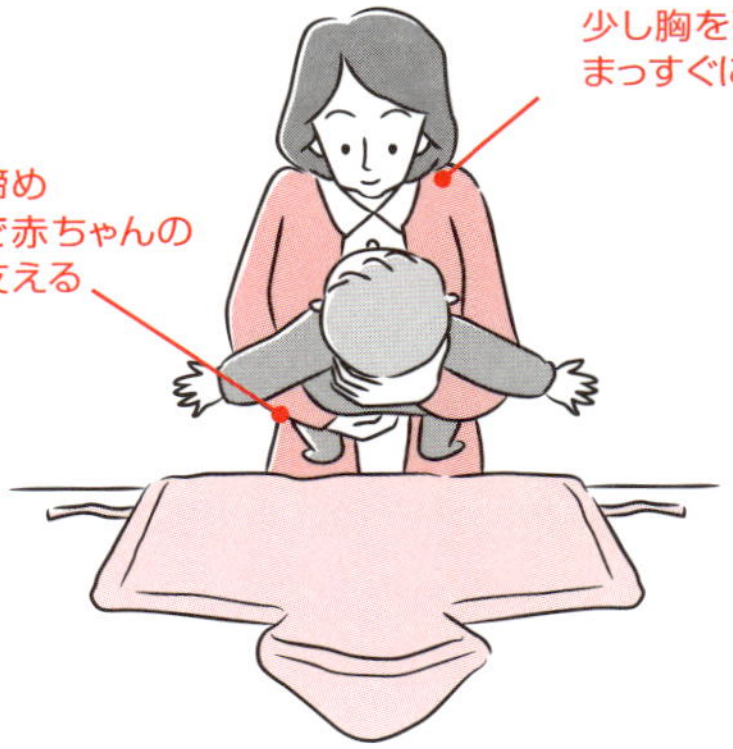
少し胸を張り、首から背中がまっすぐになるよう意識する
脇を締め
両手で赤ちゃんの
体を支える

寝ている赤ちゃんを腰に近づけてからゆっくり持ち上げる。床から抱き上げる際には、できるだけ「ハリ胸」で行う

幼児を抱き上げるとき

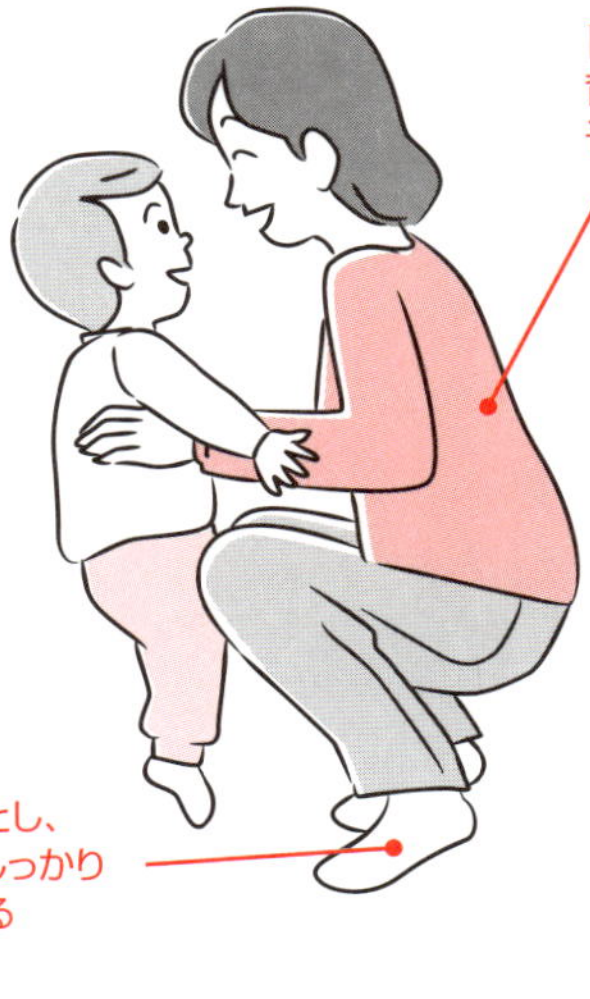
「ハリ胸」を意識し
背すじを伸ばしたまま脇を締め、
子どもの両脇に手を入れる
腰を落とし、
両足でしっかり
踏ん張る

「1、2、3でジャンプしてね」と伝え、子どもがジャンプするタイミングで抱き上げる。子どものジャンプ力を使って、抱き上げる瞬間の腰への負担を減らすことができる

その他②
肥満

肥満も腰痛の原因になり得ます。肥満であるとその人自身の上半身の重量が大きくなり、それを支えるために腰痛借金が増えてしまいます。

とくに、前屈み姿勢は要注意で、上半身の重量が大きいため非常に大きな負担が腰にかかります。一般に体の大きな方は、筋や背骨が丈夫なことが多いですが、一方で腰への負担も大きく、腰痛借金が溜まるペースも早くなってしまいます。

また、肥満の方の多くは、「前屈み姿勢」ではなく、むしろ上半身を後ろに反った「逆くの字」の姿勢になる傾向があります。妊婦さんでも、胎児が成長しお腹が出てくると、お腹の重さとのバランスを取り上半身を後ろに倒す姿勢になりますが、この姿勢と同様です。そしてこの逆くの字姿勢は、背骨の下の部分が反りすぎてしまうため、腰痛借金が溜まりやすい状態でもあります。つまり、肥満の方は自身の体重によって常に腰痛借金を溜め、腰にダメージを与えているというわけです。

ダイエットの成功で、腰痛が治ったという例も多いため、まずは、第4章の腰痛解消のためのトレーニングのような軽い運動を継続し、その後徐々に体重を落とせるよう食生活も見直し、腰痛借金を減らせるよう努力しましょう。

腰痛のリスクが高い肥満

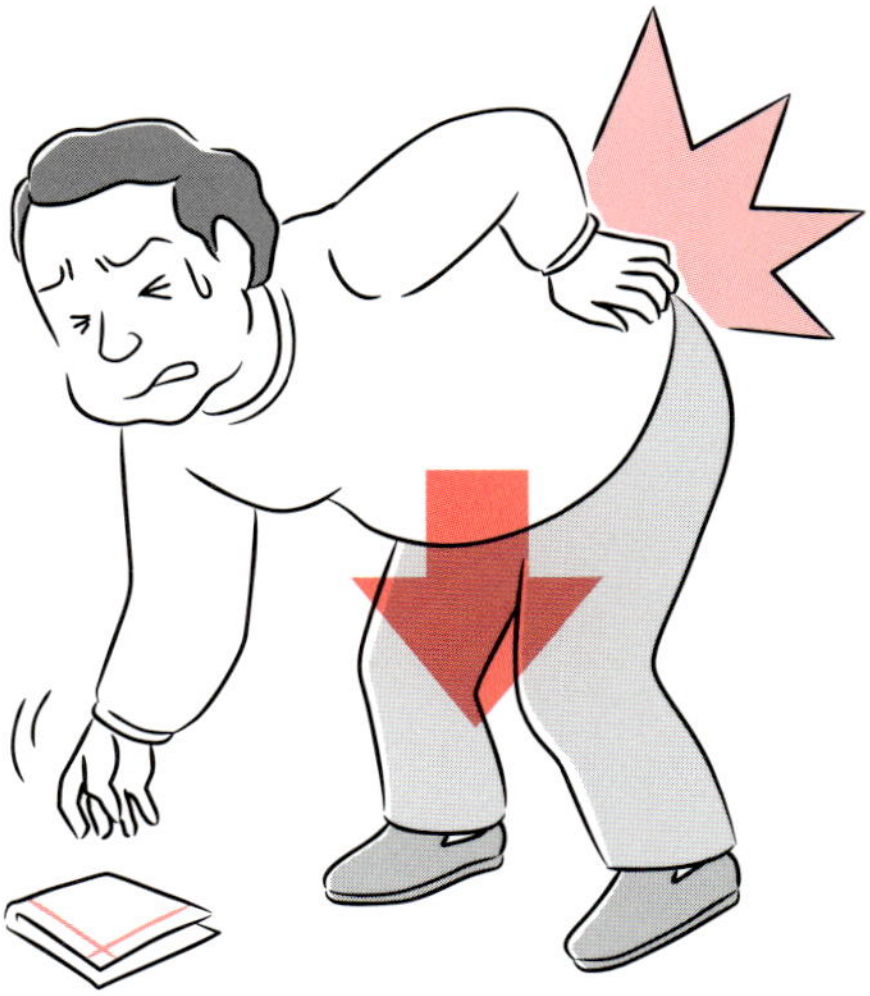

肥満の人は前側にお腹の脂肪がつくため、前屈み姿勢になると非常に大きな負担が腰にかかる

その他③
運動不足

一般的にも、適度な運動をしている人は腰痛発症のリスクが低く、反対に運動不足の人は腰痛発症のリスクが高いと言われています。

また「腰が痛いから」と安静にするあまり、運動しない方も多くいますが、運動をしなければ血流が悪くなりますし、柔軟性の低下や骨やじん帯も弱くなるため、かえって腰痛借金が溜まったままの状態になってしまいます。そして、外に出て運動しリフレッシュすれば、ストレスの解消＝心の腰痛借金の返済にもつながります。

たとえばよい姿勢でのウォーキングは、低強度でも腰周辺の筋を鍛えられ、腰痛にも効果が高い運動と言えます。〝奇跡の研究〟と称される「中之条スタディ（※）」では、1日平均4000歩以上・そのうち中強度（早歩きなど）の運動を5分以上するとうつ病を予防することができ、5000歩以上・7分半以上で認知症などの予防、7000歩以上・15

※　中之条スタディ……群馬県中之条町で65歳以上の住民5000人を対象に2000年から10年以上行われた健康に関する大規模な研究で、アンケート調査、血液検査や遺伝子解析、身体活動状況のモニタリングなどが行われた

腰痛以外にもさまざまな病気の予防効果があるウォーキング

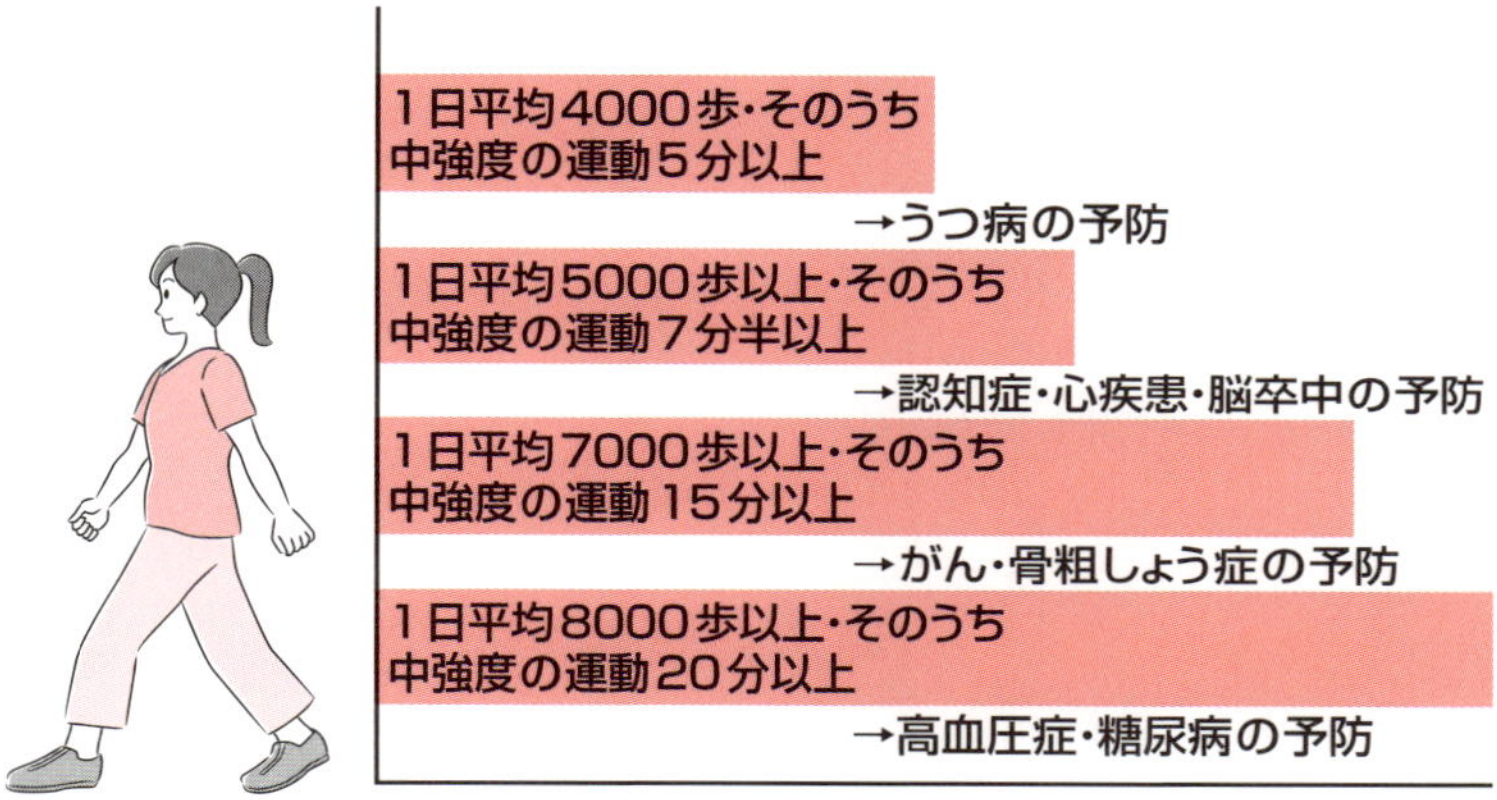
1日平均4000歩・そのうち中強度の運動5分以上
→うつ病の予防
1日平均5000歩以上・そのうち中強度の運動7分半以上
→認知症・心疾患・脳卒中の予防
1日平均7000歩以上・そのうち中強度の運動15分以上
→がん・骨粗しょう症の予防
1日平均8000歩以上・そのうち中強度の運動20分以上
→高血圧症・糖尿病の予防

健康長寿研究所．メッツ健康法.comの資料を元に編集部で作成

分以上でがんの予防、さらに8000歩以上・20分以上で糖尿病などが予防できると報告されています。

ただし、中年以上の方では、悪い姿勢のままでウォーキングを続けた結果、腰痛が悪化したりひざが痛くなり、むしろ歩けなくなったという方もしばしば見かけます。そのようなことのないよう、ウォーキングをする際は、105ページのよい姿勢で行いましょう。

また、ヨガやピラティス、水中運動も効果的。これらは柔軟性を高め、腰周囲の筋力強化にも役立ちます。

その他④ 腰痛ベルトへの依存

ギックリ腰を発症した際、「コルセット（腰痛ベルト）をつけて安静に」と医師に言われ、長期間にわたり腰痛ベルトを着けた結果、かえって日常生活に支障が出てしまった……というパターンも、実は腰痛持ちの方でよくある話です。

少し前までの研究では、「腰痛ベルトの着用は腰まわりの筋力には影響しない」と言われてきました。しかし最近の研究では、体幹の側腹部（骨盤上部の端のあたり）にある筋と、深部にある筋力が低下することが報告されています。

腰痛ベルトは、お腹を締めつけることで体幹の安定性を高める効果があるのですが、深部にある筋は「コアマッスル」と呼ばれ、この筋の収縮自体が腰痛ベルトと同じ役割を担います。腰痛ベルトの装着で、これらの筋をサボらせているわけですから、弱くなるという結果は非常に納得がいくものです。

腰痛ベルト装着のメリットとデメリット

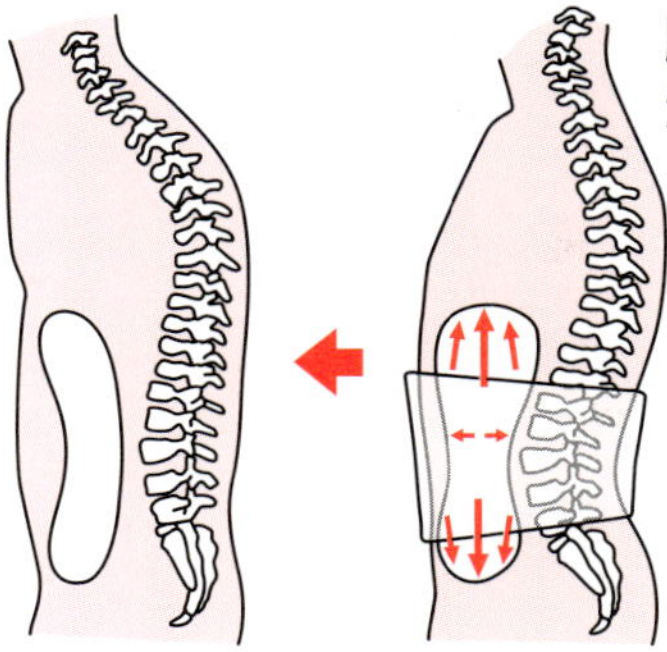

通常の状態に比べ、腰痛ベルトによってお腹が締めつけられることで体幹の安定性が高まるためギックリ腰直後には役立つが、着用が習慣化すると体幹の側腹部とコアマッスルの筋力が低下してしまう

腰痛ベルトを着けて生活するのは中高年以上の方が多く、中高年以上の方ではコアマッスルだけでなく、体幹周辺の筋全体が衰えつつあります。ここに腰痛ベルトを着用するわけですから、筋が弱くなるのに追い打ちをかけてしまい、腰痛ベルトに依存してしまうのだと私たちは考えています。

腰痛が発症した直後の時期（急性期）に数日だけ腰痛ベルトを着用するのは仕方ありませんが、その後経過が安定してきたら、美ポジ（100ページ）の練習と、コアマッスルを鍛えるトレーニング（72ページの「これだけコア」や76ページの「ドローイン」など）をすることをオススメします。

その他⑤
若者の悪い姿勢・スマホ操作

近年、若者や子どもの姿勢の悪さが目につき、患者さんの中にも猫背の若者が腰痛を訴えるケースもあります。その理由としては、運動不足から姿勢が悪くなったことも挙げられますが、スマートフォン（スマホ）を四六時中使うことによる姿勢の悪化が大きいと私たちは考えています。スマホは手のひらサイズなだけに、画面をよく見ようとすると、どうしても頸部（首）を前に屈め、背中が丸まってしまいます。この姿勢は、首に悪いことはもちろん、腰痛借金の蓄積にもひと役買っている姿勢と言えます。

スマホは仕事上でも手放せないものになっていますから、使わないわけにいかない方が多いでしょう。使用する場合は、なるべく首を曲げず、画面を顔の高さまで近づけ、あごを軽く引いた姿勢で使うよう心がけましょう。ただ、この姿勢は腕の負担になるので、腕が疲れたら休憩するようにしましょう。

首を曲げる角度が大きくなると背骨に負担がかかる

首を曲げる角度が大きくなるにしたがって背筋が収縮し、背骨にかかる重さも増加していく。この負担の蓄積が腰痛や肩痛・首痛につながる

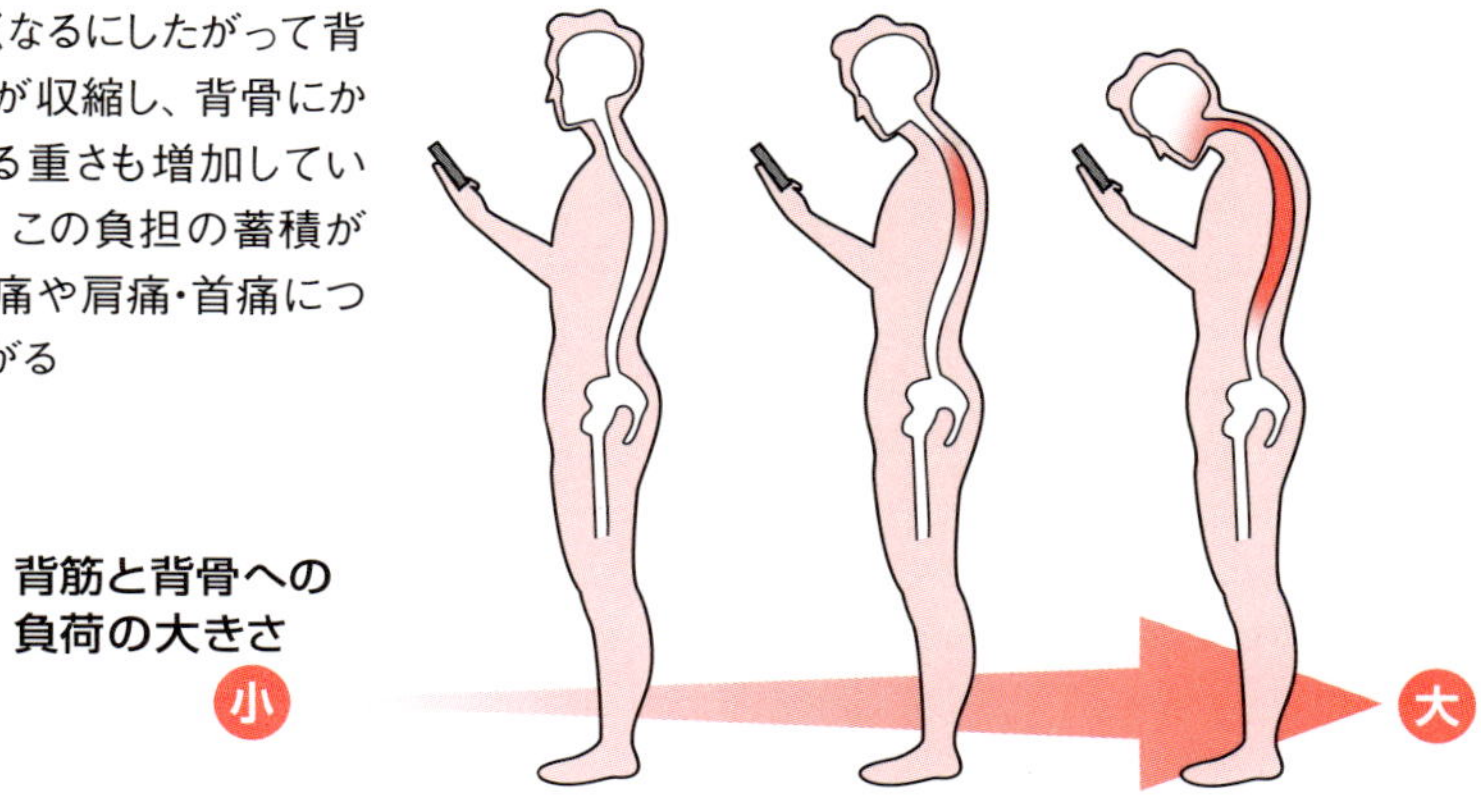
背筋と背骨への
負荷の大きさ
小
大

座っているときのスマホ姿勢

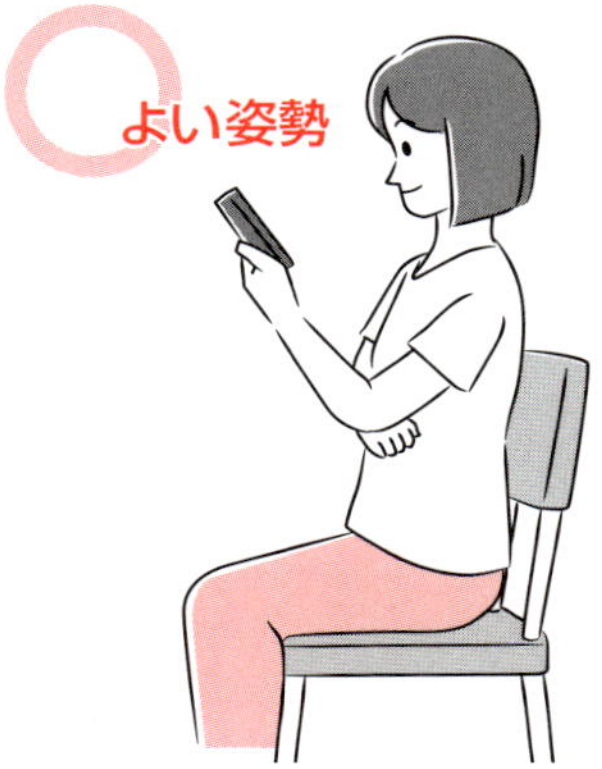
よい姿勢

スマホを持つ手はできるだけ顔の高さまで近づけ、首を曲げずあごを引いた姿勢を取る。スマホを持っていない手は逆側の脇にはさむようにする

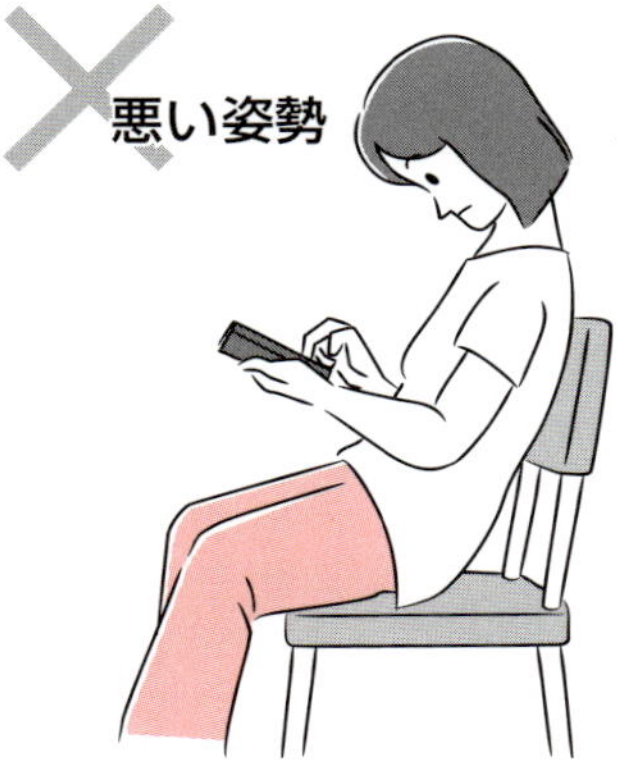
悪い姿勢

画面をよく見ようとするあまり、背中が丸まって座り姿勢がくずれ、骨盤が後ろに傾き、首が前に屈んだ状態になってしまう

その他⑥

悩みやストレス

背骨、筋、心、それぞれに溜まる腰痛借金が腰痛に関係していることは、これまでの解説でご理解いただけたのではないかと思います。

しかし、荷物を運んだり持ち上げる作業では、何かと心配ごとや気がかりなことのある精神状態のときも少なくないでしょう。そうなると、心理的なストレスがかかる状況下で腰を使う動作をすることになります。

実は、こうした心理的なストレスのかかる状況下で腰に負担がかかる動作を行うと、通常時よりも腰痛借金が増えてしまうことがわかっています。

たとえば、荷物を左右のベルトコンベヤーに振り分けて乗せる作業をするとき、自由に振り分ける作業と、画面に表示された指示に従って振り分ける作業とを比べると、指示に従いながらの作業の方が、（腰痛借金の元になる）椎間板を押しつぶす力が増えてしまうという有名な研究結果があります。

また、床から荷物を持ち上げる際に、単純にひざを伸ばして腰を曲げた持ち上げや、ひざを曲げて腰を伸ばした持ち上げを行うよりも、２桁の暗算を行いながら荷物を持ち上げたときの方が、椎間板を押しつぶす力が大きくなるという私たちの研究結果もあります。

物を持ち上げたり、運ぶ動作をする際、椎間板を押しつぶす力を減らし、腰に溜まる腰痛借金を減らすコツは、１１４ページで解説した通りです。

ですが、実際の場面に置きかえて考えてみると、一緒に作業している人に気を使ったり、何か心配事を抱えていたり、イライラしているなど、心理的なストレスがかかった状態になることも多々あるでしょう。そのようなときには、腰への負担を減らすことにまで意識が向かず、無防備な状態で持ち上げ動作をすることになる可能性が高まります。

現実的にはなかなか難しいことではありますが、腰への負担が見込まれる作業をする場合には、腰痛借金を溜めないよう、一度深呼吸でもして、できるだけ動作そのものに集中し、無防備な状態で作業しないようにしましょう。

その他⑦ 「安静にする」という考え方

腰痛のときには安静にした方がいいと考えていませんか？

実は、これは大きな間違いです。腰痛が生じたときに安静にばかりしていると、腰痛借金は返せません。骨折やがん、感染症など、特別な病気での腰痛以外では、安静にせず、できるだけ動くことを心がけてください。

事実、急性の腰痛持ちの方を集めて行った有名な研究では、①トイレ時以外はベッドで安静にしたグループ、②腰を前後左右に動かす運動をしたグループ、③無理のない程度にふだん通りの生活をしたグループを比べた結果、③のグループで、その後の腰痛の改善度合いがもっとも高いことがわかっています。

また、腰痛持ちの方に、医師などが「できるだけ安静にするように」と指示した場合と、「無理のない範囲で活動するように」と指示した場合とでは、無理のない範囲で活動するように指示を受けた人たちの方が、腰痛の再発率・再発回数がともに低いことが、私たちの研究でもわかっています。

これらの結果は、ここまでの「日常生活動作で腰痛借金が溜まる」という説明とは、矛盾しているように思われるかもしれません。

しかし、腰痛を発症しているときは、筋の血液や脳から腰にかけて流れる髄液の流れが悪くなり、筋に腰痛借金が蓄積された状態、あるいは背骨のならびが悪く腰痛借金が溜まったままの状態になっています。

体を動かすことで痛みを感じる場面も当然ながら出てきてしまうとは思いますが、「この痛みは筋を使って悪くなった血流を改善しつつあるサインだ」「ずれた背骨のならびが元に戻ろうとしている証拠だ」と、できるだけポジティブに考え、可能な範囲で体を動かしていくようにしましょう。とくに、ギックリ腰などの急性腰痛になり動けなくなっても、安静にするのは2日まで。少しでも動けるようになったら、不安をできるだけ持たず活動する量を少しずつ増やすように努力することが、腰痛改善への近道なのです。

その他⑧
恐怖回避思考

ここまで、腰にかかる実際の負担の大きさが、腰痛借金の大きさになるとして解説してきました。実際の負担として生じる、筋の腰痛借金や背骨の腰痛借金を減らすことは、有効な腰痛予防法であることは間違いないですが、すでに腰痛を抱えている方にとっては、必ずしも有効でない場合もあります。

とくに、長い間腰痛で悩んでいる方や、再発をくり返して苦しまれている方が、これに該当する可能性があります。このような人たちは、腰痛の原因が、筋や背骨といった身体的な面での腰痛借金ではなく、ストレスから来る心の腰痛借金によって腰痛が生じているかもしれないのです。

いったいどういうことでしょうか?

くわしい体験談は154ページの【腰痛借金完済者の声　ケース②】にゆずりますが、端的に言えばこの種の腰痛は、くり返し襲ってくる腰への痛みに対し、不安や恐怖心を抱えているため生じるものです。このように不安や恐怖心から腰を動かさなくなってしまい、長い間腰痛が治らない人の考え方を専門的には「恐怖回避思考」と言います。

この恐怖回避思考に陥ってしまうと、体を動かさなくなるため運動不足になり、そのため筋力が衰え、脳の扁桃体がムダに興奮し続け、痛みに過敏な状態になります。こうした悪循環に陥ると、うつ気味にもなり、なかなか腰痛の負のループから抜け出すことができなくなってしまうのです。

これまで述べてきたような、筋や背骨の腰痛借金を増やさない努力をすることはとても重要です。しかし、筋や背骨への腰痛借金を強く意識するあまり、恐怖回避思考に陥り、心の腰痛借金を増やしてしまうことは、もっとも避けるべき状況です。日常生活での筋や背骨への腰痛借金を小さくする努力をしながらも、腰痛を過剰に恐れず、ストレスができるだけ少ない生活を送ることが、腰痛に対する最善の予防と治療になるのです。

腰痛とお口のトラブルの関係

歯周病は、口の中にいる細菌、いわゆる「歯周病菌」によって引き起こされる病気です。

歯茎に炎症を生じさせたり、歯を支える骨が歯周病菌の毒素によって溶かされてしまい、場合によっては歯を失ってしまう原因となることでよく知られています。さらに最近の研究では、この歯周病菌が出す毒素が、口の中以外にも、全身でさまざまなトラブルを引き起こすことがわかってきています。

代表的な病気としては、糖尿病や、心疾患（狭心症や心筋梗塞など、心臓に障害が起き、それにより血液の循環不全によって引き起こされる病気）、動脈瘤（血管にできるコブ）などが、歯周病と関係していると言われています。

そして、こうした病気に加え、歯周病の方に腰痛を抱えている割合が多いことも報告されています（※）。腰痛を抱える方全体の割合から見れば、歯周病（お口のトラブル）が原因である腰痛の方は少ないかもしれませんが、前述のように口内の健康そのものは体全体の健康につながるのです。

もし腰痛に悩まされている方で、腰痛の原因がわからず、かつ自分のお口の健康に自信がない、歯の治療を放置している、口臭に悩んでいるといった状況がある場合には、総合的な健康維持のためにもお口のケアをきちんと行いましょう。

※　広島県歯科医師会 平成5～10年度調べによる

第6章

腰痛借金返済ロードマップ&腰痛借金完済者の声

腰痛借金返済のためのプログラムと体験談

腰痛借金返済ロードマップ

ここでは、第2章でのセルフチェックを元に、これまで解説してきたさまざまなトレーニングを組み合わせ、モデルケース別に腰痛借金返済のための対策メニュー＝「腰痛借金返済ロードマップ」を紹介します。

ケースA 筋の腰痛借金の疑いがある方

筋の腰痛借金の疑いがある方は、ふだんから姿勢が悪かったり、日常生活における動作でも猫背姿勢で前屈みになりがちな傾向があります。他にも、長時間にわたり前屈み姿勢を取り続ける仕事をしている方も、このタイプに該当する可能性が高くなります。以下のメニューで改善していきましょう。

筋の腰痛借金対策

1 朝起きたら、まずは「これだけ体操」

寝ている間は筋の血流が悪くなるため、起きてすぐに前屈みになると、一気に腰痛借金が溜まってしまうことになります。そのため、腰を反らせることで背筋の血流をよくする効果もある「これだけ体操」を、朝一番で行うことを習慣化しましょう。とくに休み明け月曜の朝は、ギックリ腰が発生しやすいと言われますので、「これだけ体操」で1週間のいいスタートを切りましょう。

2 こまめに「これだけ体操」を！

前屈みの姿勢を長く取る動作をした場合や、イスに座っていてちょっと疲れたなと感じたら、1～2回でよいのでその場で「これだけ体操」をしましょう。こまめにこれだけ体操をすることが、筋の腰痛借金返済にたいへん役立ちます。

3 「猫背改善体操」をしよう！

ふだんの姿勢の悪さによって、知らず知らずのうちに筋の腰痛借金が溜まっているはずです。「猫背改善体操」をし、猫背を続けないようにしましょう。また、座った作業が多い方は、「これだけクッション」を積極的に取り入れてください。

4 コアマッスルを鍛えよう！

コアマッスルを鍛えて、お腹に力が入るようになれば、自然と姿勢がよくなります。これには、お風呂上がりなどに「これだけコア」、「ドローイン」、「腕・脚上げ体操」をどれかひとつでもよいので取り入れてみてください。

筋の腰痛借金改善メニュー

これだけ体操（64ページ）、これだけコア（72ページ）、ドローイン（76ページ）、腕・脚上げ体操（84ページ）、これだけクッション（90ページ）、猫背改善体操（１０３ページ）

ケースB　背骨の腰痛借金の疑いがある方

背骨の腰痛借金の疑いがある方も、筋の腰痛借金の方と同じように、ふだんの姿勢が悪かったり、猫背姿勢で前屈みになりがちだと思われます。さらにそれに加えて、仕事や家事で重い物を持ち上げたり、腰の曲げ伸ばし動作をひんぱんに行っているはずです。筋の腰痛借金改善のメニューを基本とし、次のメニューを加えてみましょう。

背骨の腰痛借金対策

1　基本は「筋の腰痛借金のメニュー」

筋の腰痛借金の方と同じように、背骨の腰痛借金の疑いがある方も、ふだん姿勢が悪かったり、猫背姿勢で前屈みになりがちなはずです。まずは、基本となる「筋の腰痛借金改善メニュー」を習慣化しましょう。

2 「ハリ胸・プリけつ」を覚えよう！

ひんぱんに前屈みの姿勢になったり、重い物を持ち上げるときには、どうしても背骨の腰痛借金が溜まりやすくなります。悪い姿勢での作業であればなおのことです。背骨に溜まる腰痛借金を最小限にするため、腰ではなくお尻を使う「ハリ胸・プリけつ」姿勢をしっかり身につけましょう。

3 腰を使わずお尻を使う

背骨の腰痛借金が溜まりやすい人は、背骨自体を曲げてしまうクセがついています。そしてそのクセを正して、2の「ハリ胸・プリけつ」で背骨ではなくお尻を上手に使えるようにするには、お尻まわりと太もものある程度の柔軟性と筋力強化が必要です。そのための体操としては、「太もも裏のストレッチ」「太もも表のストレッチ」に加え、「ハリ胸タンデム歩行」や「ハリ胸スクワット」が有効ですので、少しずつ取り入れましょう。

4 腰痛借金が溜まる動作の前後には「これだけ体操」を

必要にかられて前屈み姿勢になったり、重い物を持ち上げなければならない場合は、その動作の前後で「これだけ体操」を行うようにしましょう。ずれた髄核を元の位置に戻す「これだけ体操」で、動作の前から貯金をしておき、さらに動作の後でずれた分を元に戻します。動作のつど、腰痛借金を返済するようにするというわけです。

また、もし腰の左右で痛みに差があるという場合は、「これだけ体操（横）」を取り入れるとよいでしょう。

背骨の腰痛借金改善メニュー

これだけ体操（64ページ）、これだけ体操（横）（68ページ）、ハリ胸タンデム歩行（80ページ）、ハリ胸スクワット（82ページ）、太もも裏のストレッチ（86ページ）、太もも表のストレッチ（88ページ）、ハリ胸・プリけつ（101ページ）、筋の腰痛借金改善メニュー（142ページ）

ケースC　心の腰痛借金の疑いがある方

第2章のチェックリストでも述べましたが、筋・背骨・心の腰痛借金は完全に切り分けることはできず、相互に影響し合っています。言いかえれば、いずれかの腰痛借金を返済できれば、あなたの腰痛は改善する可能性があるのです。心の腰痛借金の疑いがあった方は、筋や背骨の腰痛借金返済のための対策にもトライしながら、以下のことも試してみるとよいでしょう。

心の腰痛借金対策

1 「これだけ体操」で自分の腰に自信を持つ

腰を動かすこと自体を恐れ安静にしすぎるあまり、腰痛が治らない「恐怖回避思考」（136ページ）タイプの方は、痛みを恐れ腰を動かさない悪循環に陥りやすく、腰痛借金が溜まったままになってしまいます。勇気を出して「これだけ体操」にチャレンジしてみましょう。もちろん無理は禁物ですが、ゆっくりと動かす範囲を広げつつできれば、「痛くても動かしていいんだ」と、自己効力感（54ページ）を高めることにもつながります。

2 いい汗をかいて心の腰痛借金を返済しよう！

ウォーキング、サイクリング、水中運動などの運動（「有酸素運動」）を、疲れない範囲である程度の時間継続して行うと、腰周辺の筋の血流がよくなるだけでなく、扁桃体の興奮を抑え、脳機能のバランスも整いやすくなり、腰痛以外の精神的なストレスが引き起こす身体症状（18ページ）の改善にも役立ちます。また、ストレスともうまく付き合えるようになると、さらに改善するでしょう。

3 物事の考え方を改めよう

脳は人間の思考（認知）を司る部分ですが、痛みを感じる部分でもあります。ネガティブな考え方ばかりを続けていると、扁桃体のムダな興奮（48ページ）が収まらず、治るはずの痛みが続くことになります。痛みや物事に対する考え方のクセを根本的に変えていく訓練（92ページ）も心の腰痛借金を返済するために効果的な場合も少なくありません。

心の腰痛借金改善メニュー

これだけ体操（64ページ）、有酸素運動（78ページ）、ネガティブな考え方のクセを変える（92ページ）、ストレスと上手に付き合う方法（94ページ）、筋の腰痛借金改善メニュー（142ページ）、背骨の腰痛借金改善メニュー（145ページ）

腰痛改善のための快眠10策

痛みの改善にはよい睡眠を取ることも重要です。睡眠不足は痛みに対して過敏になってしまう可能性が指摘されていますし、睡眠は体だけでなく脳の疲労回復にも欠かせず、「心の腰痛借金」や「脳機能の不具合」にも大きく関わります。以下では、私たちも実践している、腰痛を心と体の両側面から改善していくための

「快眠10策」をご紹介します。できそうなことから取り入れてみてください。

①二度寝してもいいので同じ時間に起き、朝日をしっかりと浴びる
②朝食に睡眠の質をよくする栄養素の多いバナナジュースを飲む
③頭がクリアでなくなったとき、昼の仮眠を取る際は15時前に20分間
④帰宅時間を利用して、早歩きで20分間の美ポジウォーキングをする
⑤帰宅直後に40度強くらいの少しぬるめのお湯に10分間つかる
⑥夕食は野菜やキノコといった繊維類からゆっくりと咀嚼する
⑦食後はノンカフェインのハーブティーでリラックス
⑧寝る前に深呼吸（95ページ）とストレッチ（86～89ページ）を行う
⑨ゆったりとしたパジャマに着替え、ウトウトしてきたら布団に入る
⑩布団に入ったらスマホを触るなど他のことはせず、寝るだけ

腰部脊柱管狭窄症による坐骨神経痛をやわらげる

腰部脊柱管狭窄症（29ページ）の特徴的な症状として「姿勢によって痛みやしびれが出たり消えたりする」というものがあります。この症状は専門的には「間《かん》欠性跛行《けつせいはこう》」と呼ばれ、この際の腰痛自体は激しいわけではないですし、安静時にはほとんど症状はありません。歩けなくなるといったケースはきわめてまれですので、心配しすぎないようにしましょう。

もし、間欠性跛行をともなう坐骨神経痛が出たら、2週間程度は、在宅時にできるだけ寝転がって、左ページのポーズを取ってみてください。神経根への圧迫が減り血流が増え、症状を改善するのに役立ちます。運動するのであれば、腰の神経への負担が少ない有酸素運動の「自転車エルゴメーター」（79ページ）がオススメです。その後、坐骨神経痛が落ち着いたら、「ドローイン」（76ページ）や「腕・脚上げ体操」（84ページ）を行えば、再発防止につながるでしょう。

腰部脊柱管狭窄症による坐骨神経痛をやわらげる

足上げリラックスポーズ

1 仰向けになってイスに両足を乗せ、30分間リラックス

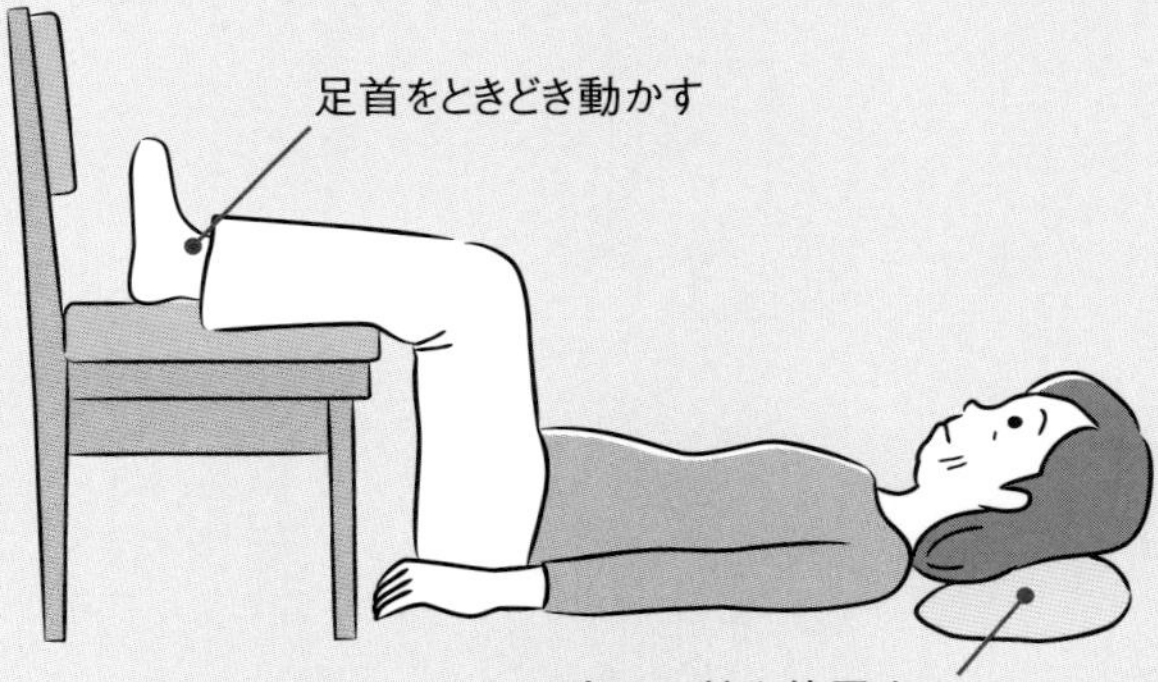
足首をときどき動かす
やや高めの枕を使用する

2 ひざを両手で抱えリラックス。その姿勢を10〜30秒キープ

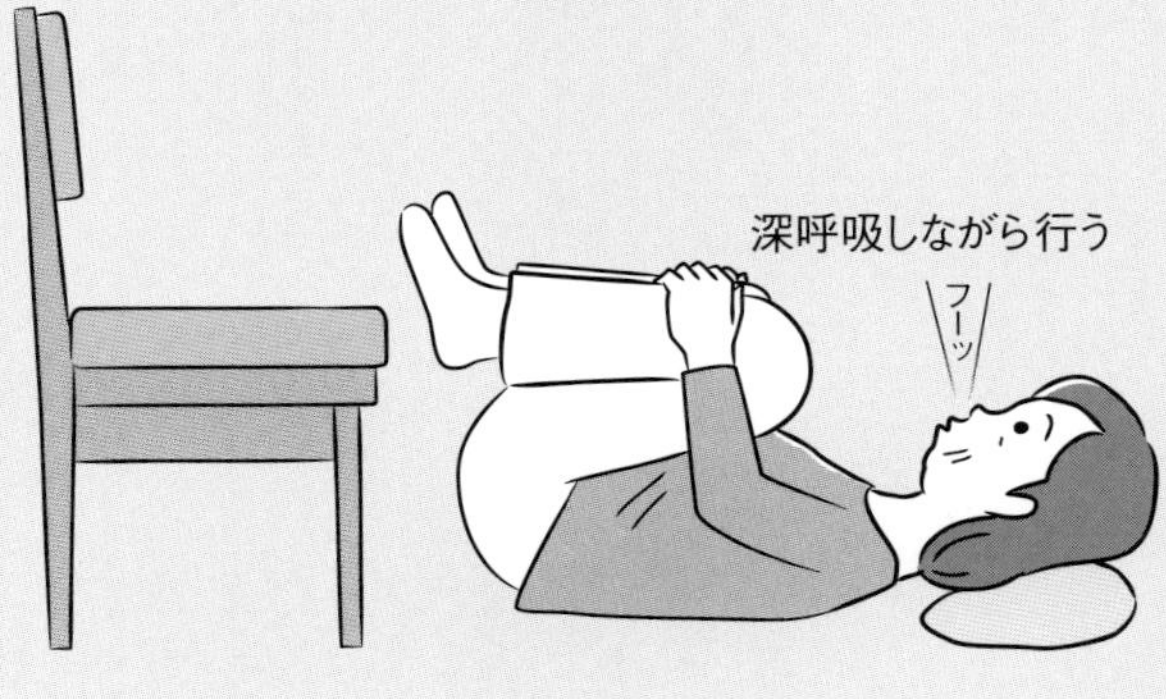
深呼吸しながら行う
フーッ

1セット30分×1日2セット

※2週間程度はこの足上げポーズの時間をつくるようにしましょう

腰痛借金完済者の声

腰痛の原因や症状は実にさまざまですし、腰痛の苦しみはなった人でないとわからないと言います。ここではつらい腰痛に耐え、著者（松平先生）の助けを少し得ながら、セルフケアによってその苦しみを乗り越えてきた「腰痛借金完済者」の喜びの声を紹介します。

ケース1

鉄の棒を腰に刺されるような激痛がわずか3秒でなくなったのでびっくり！

近藤由美子さん（60歳・主婦）の場合

それまで腰痛を自覚したことはなかったのですが、2014年の4月から5月にかけて家の断捨離をしようと思い、重い荷物を運んだりしていたら、急にお尻の下や奥あたりに痛みを感じました。腰まわりにも違和感があったのですが、家の片付けがまだ終わらなかったので、何度かマッサージを受けて作業を続けました。すると今度は腰から足の後ろにかけて激痛が走るようになりました。しかも症状はどんどん悪くなり、立つことも歩くことも座ることも、寝返りを打つこともままならないくらい痛みが増していきました。

一向に症状が改善しないので、知り合いの紹介でセラピーに行ったり、整形外科も受診しました。医師の診断は「脊柱管狭窄症」で、しかも治らないと言われてしまって……。それでも何とかしなくてはいけないと、その後もストレッチなどいろいろ試してみましたが、今度は痛みで動けなくなり、1日寝たきりのような状態になってしまったのです。

そんな私の姿を見かねた主人が、「（松平先生の出演された）ＮＨＫ Ｅテレの『団塊スタイル』を観たらどう？」とすすめてくれて。それで番組を見ながら「一緒にやってみよう」と、体を動かすのは恐かったのですが、思い切って「これだけ体操」を実践してみました。すると、たった3秒だけだというのに、これまでとまったく違う感覚があったのでびっくりしました。ずっと鉄の棒を腰に刺されるような痛みがありましたが、そこまでの激しい痛みがなくなっていたのです。

それからはこれだけ体操を続けて、普通に歩けるようになりましたし、今では山にも登れるようになりました。本当にもう感謝でいっぱいです。

! 著者（松平）からのひとこと

近藤さんは医師に「脊柱管狭窄症」と診断されていますが、実は「椎間板ヘルニア」の要素があったのだと思います。原因はおそらく腰が痛い姿勢のまま片付けを続け、（背骨と筋の）腰痛借金が蓄積してしまったことにあります。遠方にお住まいで、一度もお会いしたことがない近藤さんの「これだけ体操」で回復されたというありがたい声は、私たち自身も「これだけ体操」の効果にあらためて驚かされました。こちらこそ感謝しています！

ケース2

10年間も苦しんだ腰の激しい痛み 不安、無気力、恐怖からの解放

堀川明子さん（42歳・OL）の場合

もともと姿勢はあまりよくありませんでしたが、それでも腰痛を感じたことはありませんでした。そんな私が腰痛に悩むことになったきっかけは、10年ほど前に受けた整体です。

因果関係ははっきりしませんが、すごく力の強い方に施術されまして、そのとき腰にものすごい違和感が残ったのです。2日後にもう一度同じ整体で施術してもらったのですが、今度はその翌日にギックリ腰を発症しました。それが人生初のギックリ腰でした。

病院にもかからず、そのまま安静に過ごして激しい痛みは引きましたが、そのあと10年間、腰のあたりには痛みが残りました。仕事はしていましたが、長時間座っていることができず、かなりの不自由を強いられました。

ストレッチやマッサージなどで、だましだましの生活を送っていましたが、ここ2、3年は家に帰っても横になるしかできず、しゃがめない、顔を洗えない、寝返りを打てない、くしゃみができないと、本当に不安で無気力な状態になっていました。そこでようやく病院に行き、MRI検査も受け、軽度の「変形性腰椎症」と診断されたのです。

私は医師の診察を受けるなら、困っていることをわかってくれる先生でなければ嫌だと思って

いました。そこで2015年、松平先生の診察を受けたのです。

松平先生は開口一番「運動してないでしょ?」とおっしゃいました。私は「どうしてわかるの?」と驚きましたが、「何より運動することで、この痛みは取れていくから」という言葉で気持ちがだいぶラクになったことを覚えています。

先生に教えていただいた「これだけ体操」、「ドローイン」、「これだけコア」などを試してみたところ、3日後には快適になり、足を一歩踏み出す恐怖もなくなっていました。今ではまわりの人に「腰を反らすといいよ」と言いふらしています(笑)。

著者(松平)からのひとこと

堀川さんの腰痛の主因は、典型的な背骨の腰痛借金によるものでした。それに追い打ちをかけたのはMRI検査で、診断結果から「私は病気なんだ」「腰を動かすのが恐い」と、腰を動かさなくなる「恐怖回避思考」に陥り、心の腰痛借金をも溜めこんでおられました。初めてお会いした際に「これだけ体操」を指導したのは、恐怖心から腰を大事にしすぎ、背筋を含む背骨周辺が全体的に硬くなっていたため、それをほぐす効果を期待してのことでした。彼女は、初診のときだけで恐怖回避思考を克服し、さらにいくつかの体操を習得され、その後一度も再診せず、完全にセルフケアを修得されて元気に過ごされています。

ケース3

全身に起きる謎の痛みはストレスが原因 地獄の日々を乗り越えて今はハツラツ！

坂本紀夫さん（55歳・会社員）の場合

1992年、当時の私は証券会社の営業マンとしてバリバリ働いていましたが、信号待ちで停車中に真後ろから10トントラックに追突されるという交通事故に遭いました。命に別条はなく、きついムチ打ちで入院はしましたが、仕事のトラブルを抱えていたため、たびたび病院を抜け出しては仕事に出るなど、かなり無理をしていました。

当初、痛いのは首だけでしたが、背骨が痛み出し、そのまわりまで痛くなりました。腰も椎間板ヘルニアと言われました。病院には痛み止めの薬と湿布治療で3ヵ月ほど通い、整体などの民間治療にも通ってみましたが、半年ぐらいたっても改善しませんでした。

その後も次から次へと病院を変えたりしましたが、診断結果は首のムチ打ちとヘルニア、腰も画像では椎間板ヘルニア、背骨の痛みは原因不明。そして、ときおりナイフで切り裂かれるような背骨の痛みとは、その後20年以上も付き合うことになったのです。

しかもそんな体の状態で、2010年にはリーマンショックによるリストラで会社での私の仕事量が一気に増え、平均睡眠時間が3時間という日々が2年弱も続きました。まさしく地獄の日々です。

この状況を見かねた松平先生は私に「休みなさい」とおっしゃいました。そこでようやく私は、会社を休み本格的にリハビリを始めたのです。先生の診断は「腰痛をともなう線維筋痛症」というものでした。全身が原因不明で痛くなる病気ですが、私の場合はストレスで脳内物質が正常に分泌されず、脳が錯覚して、痛くない部分も痛くなるとのことでした。

そこで、ウォーキングや呼吸法を意識した全身的なストレッチをしながら、認知行動療法（本書92ページのような治療法）も2年間ぐらいずっとやってきました。今では自分の体の痛みを自分でコントロールできるまでになりました。あの頃がもうウソのようです。

著者（松平）からのひとこと

責任感の強い坂本さんは、仕事上の自分の立ち位置もあり、責任を背負いやすい性格でした。そのため、ストレスによって心の腰痛借金を増やし、脳機能の不具合による痛みの過敏が現れていました。複数の病院受診だけでなく、さまざまな民間療法に通院するなど、医療者に頼られていた態度や行動も変える必要があると思いました。

長年の腰痛はとてもつらかったと思いますが、きちんとご自分と向き合い、多重腰痛借金を返す努力をなされました。坂本さんとはもう数年来のお付き合いになりますので、今の元気にご活躍されている状況を垣間見ると、私自身もとても感慨深いものがあります。

COLUMN Ⅳ

腰痛につながる骨粗しょう症

骨粗しょう症は骨の量が減少したり、骨の質が劣化したりして骨が弱くなる病気です。とくに50歳を過ぎた女性に多く見られますが、これは閉経により女性ホルモン（エストロゲン）が減少してしまうことが原因です。エストロゲンは骨量を維持する働きがありますが、閉経によってエストロゲンが減少して骨量の維持が難しくなると、骨粗しょう症になりやすくなってしまいます。また、男女を問わず病気の治療でステロイド剤を服用している方も、副作用により骨粗しょう症になりやすく、糖尿病や高脂血症などの生活習慣病も骨の質を悪くすることがわかっています。

骨粗しょう症の予防には、積極的に外出したり運動するなど、活動的な生活を心がけることが重要です。具体的な運動としては、日光を浴びながらのウォーキングやハリ胸タンデム歩行、ハリ胸スクワット（78～83ページ）が役立ちます。

治療方法も確立されており、ビスフォスフォネート製剤とビタミンDを代表とする薬による治療がきわめて有用です。

高齢女性の方では、尻もちをついたといった外傷がなくても知らぬ間に背骨を骨折している（脆弱性骨折、28ページ）こともあるので、自治体の40～70歳（5歳刻み）女性向け骨粗しょう症検診を積極的に活用し、早期から予防しましょう。

参考文献

Yoshimura N, et al. J Bone Miner Metab 32: 524-32, 2014
厚生労働省. 平成25年度国民生活基礎調査の概要
『英国医師会 腰痛・頚部痛ガイド』（[翻訳]松平浩、竹下克志／医道の日本社／2013）
『新しい腰痛対策Q＆A 21－非特異的腰痛のニューコンセプトと職域での予防策』（松平浩／産業医学振興財団／2012）
松平浩ほか. 心身医 56:931-6, 2016
松平浩ほか. 日本運動器疼痛学会誌 5: 11-19, 2013
『腰痛は「動かして」治しなさい』（松平浩／講談社／2016）
加藤総夫ほか. ペインクリニック 33:387-94, 2012
de Moraes Vieira EB, et al. Pain Manag Nurs 15: 593-602, 2014
Buchbinder R, et al. Spine 26: 2535-42, 2001
Nair S, et al. Health Psychol. 34.6: 632-41, 2015
Murata Y, et al. J Bone Joint Surg Br. 85: 95-9, 2003
中村 壮大, 勝平 純司ほか. 理学療法科学 31: 61-2, 2016
『腰痛は脳で治す！3秒これだけ体操』（松平浩／世界文化社／2016）
Kumamoto T, et al.:J.Phys. Ther Sci 28: 1932 -5, 2016
『NHKまる得マガジン 腰痛はもう怖くない 3秒からはじめる腰痛体操（講師 松平浩／NHK出版／2016）
Studenski S, et al. JAMA 305: 50-8, 2011
『長引く痛みを自分で解消！腰痛は脳で治す！』（松平浩、笠原諭／宝島社／2016）
Salimpoor VN, et al. Nat Neurosci 14: 257-62, 2011
Fumoto M, et al. Behav Brain Res 213: 1-9, 2010
『セロトニン脳健康法』（有田秀穂、中川一郎／講談社／2009）
『介助にいかすバイオメカニクス』（勝平純司、山本澄子ほか／医学書院／2011）
Wilke HJ, et al. Spine 24:755-62, 1999
勝平純司ほか. 人間工学 46:157-65, 2010
Aoyagi Y, et al. Geriatr Gerontol Int 10 Suppl 1:S236-43, 2010
Rostami M, et al. PM R 6: 302-8, 2014
Davis KG, et al. Spine 27: 2645-53, 2002
Katsuhira J, et al. Spine 38: E832-9, 2013
Hasegawa T, et al. Gait Posture 40: 670-5, 2014
Malmivaara A, et al. N Engl J Med 332: 351-55, 1995
Matsudaira K, et al. Ind Health 49: 203-8, 2011
Koes BW, et al. Eur Spine J 19: 2075-94, 2010
Leeuw M, et al. J Behav Med 30: 77-94, 2007
厚生労働省. 職場における腰痛発生状況の分析について. 2008
松原貴子. ペインクリニック35：1655-61, 2014
Schuh-Hofer S, et al. Pain 154: 1613-21, 2013
厚生労働省. 健康づくりのための睡眠対策2014
『あなたを変える睡眠力』（[監修]坪田聡／宝島社／2013）

STAFF
企画・進行●廣瀬和二　高橋栄造
説田綾乃　大野奈々実
編集・制作●株式会社アッシュ（谷一志）
岡野信彦
カバーデザイン●渡邊民人（TYPE FACE）
本文デザイン●株式会社アッシュ
（奥主詩乃　榎本陽子）
写真●吉崎貴幸
イラスト●ひらのんさ
モデル●山本実（株式会社プレステージ）
販売部担当●杉野友昭　西牧孝　木村俊介
販売部●辻野純一　岡保英明　薗田幸浩
草薙日出生　冨永啓仁　髙橋花絵
亀井紀久正　平田俊也　鈴木将仁
営業部●平島実　荒牧義人
広報宣伝室●遠藤あけ美　高野実加
メディア・プロモーション●保坂陽介

松平 浩（まつだいら こう）
東京大学医学部附属病院22世紀医療センター運動器疼痛メディカルリサーチ＆マネジメント講座 特任教授。福島県立医科大学医学部 疼痛医学講座 特任教授（兼務）。
1992年、順天堂大学医学部医学科卒業後、東京大学医学部附属病院整形外科教室に入局。2008年、英国サウサンプトン大学疫学リサーチセンターに留学。2009年、関東労災病院勤労者筋・骨格系疾患センターセンター長に就任。2016年4月より現職。テレビや雑誌などの各メディアでも活躍。著書に『腰痛は脳で治す！ 3秒これだけ体操』（世界文化社）、『一回3秒　これだけ体操　腰痛は「動かして」治しなさい』（講談社）、『腰痛は脳で治す』（笠原 諭との共著、宝島社）など多数。

勝平 純司（かつひら じゅんじ）
新潟医療福祉大学医療技術学部義肢装具自立支援学科 准教授。東京大学医学部附属病院22世紀医療センター運動器疼痛メディカルリサーチ＆マネジメント講座 特任研究員。
国際医療福祉大学大学院博士後期課程を修了し、保健医療学博士を取得後、2004年より国際医療福祉大学および大学院の助手や講師を務める。2016年3月より現職。専門分野である人間工学、バイオメカニクス、統計学の観点から、ヒトの動作を総合的に分析するとともに、身体のパフォーマンスを向上させる新しい装着型機器の研究開発を行っている。著書に『介助にいかすバイオメカニクス』（医学書院）『すぐできる！リハビリテーション統計』（南江堂）など。

腰痛借金 痛みは消える！

平成28年12月10日　初版第1刷発行

著　者　松平 浩　勝平 純司

発行者　廣瀬和二

発行所　辰巳出版株式会社
〒160-0022
東京都新宿区新宿2丁目15番14号
辰巳ビル
TEL　03-5360-8960（編集部）
TEL　03-5360-8064（販売部）
FAX　03-5360-8951（販売部）
URL　http://www.TG-NET.co.jp

印刷所・製本所　大日本印刷株式会社

ISBN　978-4-7778-1774-0　C0077

※本書の内容に関するお問い合わせは、お手紙、FAX、メールにて承ります。
恐縮ですが、電話でのお問い合わせはご遠慮いただきますよう、お願いいたします。
FAX:03-5360-8052　Mail:info@TG-NET.co.jp